LIBRO

DIVERTIDO

PARA

PERSONAS

MAYORES

100 EJERCICIOS
PARA REJUVENECER LA MENTE Y
DISFRUTAR DE LA VIDA

Marta Fedriani

Libro Divertido para personas

mayores/ Marta Fedriani. 1ªed.

ISBN 9798707118074

Índice

¿Qué voy a encontrar en este libro?

1. **Cosas que sabes pero siempre olvidas que sabes**

Las páginas pares de este libro contien frases sabias que a menudo olvidamos. Deberás elegir las 3 frases que le dirías a tu "yo" del pasado. La persona que usted era hace 30 años. ¿Acepta el reto?
Este ejercicio lo puede hacer solo o acompañado de un ser querido. Es este último caso, cada uno debe elegir 3 frases y luego debatir porqué han elegido esas frases y no otras.

2. Juega con migo y entrena tu mente

En las páginas impares encontrará pasatiempos variados y divertidos para entrenar su cerebro. **Al final del libro tienes todas las respuestas.**

3. El Juego de la Verdad

Este apartado también **permite jugar en solitario o acompañado**. Está lleno de **curiosidades y mitos**. Se le muestran tres frases y deberá seleccionar cual cree que es falsa. Se dará cuenta una vez más de que ...¡la realidad supera la ficción! **Al final del libro tienes todas las respuestas.**

EJERCICIOS
PARA MANTENER
LA MENTE ÁGIL

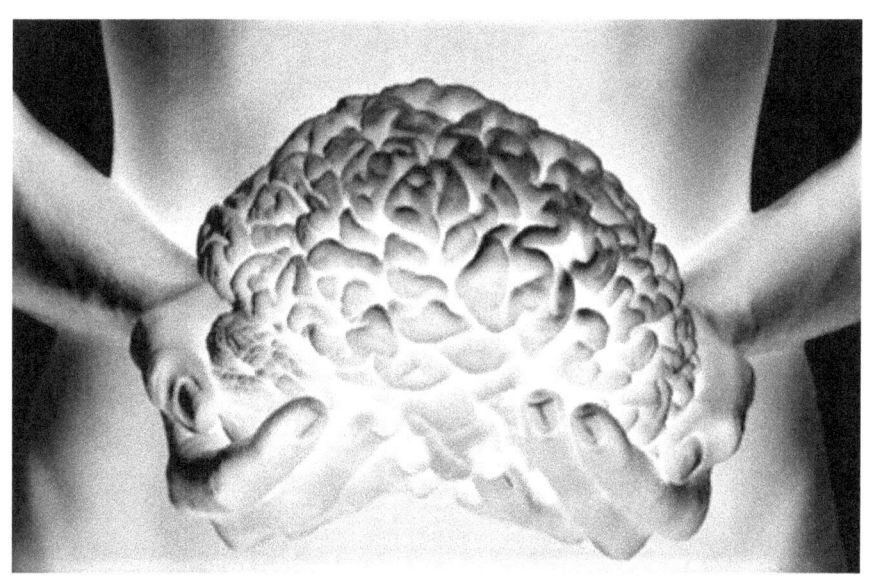

EJERCITE SU MEMORIA

1. Esta hoja de calendario tiene un error. ¡Descubra cuál es!

Enero 2018						
1	2	3	4	5	6	7
8	9	10	11	12	13	14
15	16	17	18	19	20	21
22	23	24	25	26	27	28
28	30	31				

2. Averigüe el número de veces que aparece el símbolo Ö ____

Ó   Ô   Õ   Ö

Ò   Ô   Ó   Õ

Ö   Õ   Ó   Ò

Ô   Õ   Ò   Ó

Ô   Õ   Ö   Ô

Ò   Õ   Ô   Ö

3. Una las cuatro figuras siguiendo el orden indicado y reproduzca debajo el dibujo resultante.

1º   3º   4º   2º

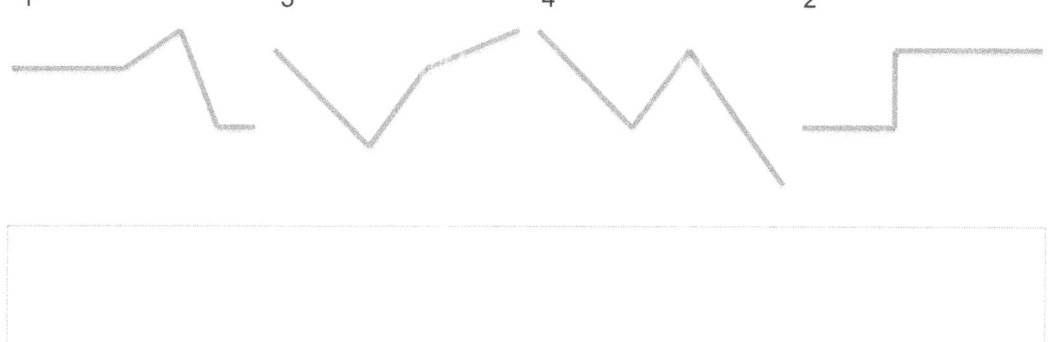

La felicidad se alcanza cuando lo que piensas, dices y haces están en armonía.

Mahatma Gandhi

EJERCITE SU MEMORIA

4. Subraye la letra que se repite siete veces.

p	l	m	n	k	ñ	g	j	b	h	u	g	v
m	ñ	f	g	x	d	r	e	s	z	a	w	q
l	w	p	j	o	n	k	i	j	ñ	b	m	y
t	g	v	c	f	m	d	w	s	e	w	g	j
q	ñ	j	k	j	h	g	ñ	d	s	z	x	c
v	b	n	m	p	w	j	u	y	t	r	e	w

5. ¿Es correcto el resultado de esta multiplicación?

Añada los números que faltan para comprobarlo.

```
        9 8 7 6 5 4 3 2 1
                  x 2 7
      _____
      6 9 _ 3 _ 8 _ 2 _ 7
    _ 9 _ 5 _ 0 _ 6 _ 2
      _____
      2 6 6 6 6 6 6 6 6 7
```

6. Escriba a continuación las palabras que se repiten. _____

Rosa	Cosa	Posa	Fosa	Losa	Rota	Sota	Doma	Goma
Hora	Jota	Bota	Mona	Nona	Goma	Cota	Roca	Loma
Broma	Ropa	Sopa	Vota	Trona	Zona	Mota	Broma	Poca

si quieres ver
el arcoíris,
debes aguantar
la lluvia

EJERCITE SU MEMORIA

7. Escriba el nombre de 10 países que contengan la letra U.

_____   _____

_____   _____

_____   _____

_____   _____

_____   _____

8. Cambie de posición dos columnas para lograr que el resultado de la suma sea correcto.

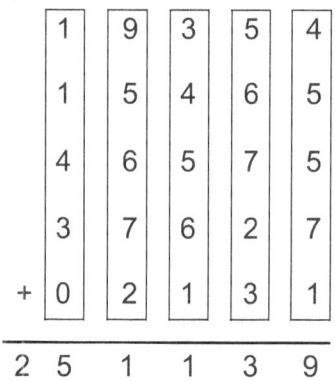

	1	9	3	5	4
	1	5	4	6	5
	4	6	5	7	5
	3	7	6	2	7
+	0	2	1	3	1
	2	5	1	1	3	9

9. Descubra 6 cuadros rodeados completamente de números pares.

31	64	10	66	71	1	17	51	11	61	2	19	91	45	4	73
6	12	11	14	36	33	42	3	77	59	72	26	74	12	15	22
35	68	16	70	10	24	16	26	11	81	30	23	28	75	11	29
97	13	16	37	63	22	15	18	17	99	76	32	78	43	89	10
53	26	65	5	8	32	20	34	32	47	24	69	13	32	44	34
92	52	94	34	21	14	39	83	38	80	34	82	85	46	42	48
54	53	58	49	57	7	18	9	67	40	31	36	95	36	50	38
96	56	98	25	40	87	23	30	93	84	38	86	20	41	28	55

LAS
ESTRELLAS
NO PUEDEN
BRILLAR

SIN

OSCU

RIDAD

TUPAGINA.TUMBLR.COM

EJERCITE SU MEMORIA

10. Utilizando todas las sílabas componga una frase cuya primera palabra es enero.

_____

RA   EN   RO   EN   EL   CAR   RO,

BU   E   PA   BO   MES   NE

11. Averigüe el nombre de tres océanos siguiendo lasreferencias de letras y números en los cuadros 1, 2 y 3.

1 _____   A 2, B 3, C 1, D 2, D 4 y E 5.

2 _____   A 3, B 1, C 2, C 4, D 3, D 5, E 2 y E 4.

3 _____   A 1, A 4, B 2, B 5, C 3, D 1, D 4, E 2 y E 5.

1

	1	2	3	4	5
A	p	í	o	u	y
B	d	f	i	g	h
C	d	v	c	x	z
D	u	c	y	n	r
E	n	b	v	c	o

2

	1	2	3	4	5
A	t	r	c	e	w
B	i	j	k	l	ñ
C	s	i	d	p	f
D	r	e	c	s	a
E	c	f	v	o	n

3

	1	2	3	4	5
A	o	q	a	t	s
B	m	a	n	b	l
C	g	h	á	j	l
D	n	b	n	i	m
E	b	t	j	m	c

12. Empieza por L: conjunto de muchas hojas de papel u otro material que, encuadernadas, forman un volumen.

¿Qué es? _____

LAS SENDAS DURAS SUELEN LLEVAR A LOS MEJORES DESTINOS

EJERCITE SU MEMORIA

13. En medio de estas palabras se han introducido dos ajenas al resto.

Descubra cuáles son. _____

Gamuza, limpiacristales, jabón, lejía, detergente, amoniaco, zapato, ducha, esponja, champú, agua, pulsera, cubo, bayeta, cepillo, dentífrico, guantes.

14. Subraye los números divisibles por 4.

400	216	126	221	310	288	402	232	233	101	180
179	144	210	140	121	300	348	347	260	261	328

15. Anote debajo de cada dibujo seis palabras referidas al mismo.

LAS SENDAS DURAS SUELEN LLEVAR A LOS MEJORES DESTINOS

EJERCITE SU MEMORIA

16. Reste 94 a 600, sustrayendo de 2 en 2.

_____

_____

_____

_____

17. Escriba debajo cuántas notas hay de cada clase.

Semicorchea __   Corchea __   Clave de sol __   Negra __   Blanca __

"Lo mejor y más bonito de este mundo no puede verse ni oírse; hay que sentirlo con el corazón".

Helen Keller

EJERCITE SU MEMORIA

18. Marque en cada fila la palabra que significa lo contrario (antónimo) de la escrita con mayúsculas.

OCULTO	Amigo	Presente	Negro	Visible	Frío
SEPARADO	Junto	Grande	Esfera	Martillo	Flojo
DEBILIDAD	Frescor	Lento	Fortaleza	Sencillo	Fiebre
OLVIDO	Oscuro	Recuerdo	Flor	Sentido	Olor
SIMILAR	Balón	Semejante	Detrás	Puerta	Contrario
SOLEADO	Playa	Sombrilla	Pared	Luna	Nuboso
NATURAL	Silencio	Artificial	Bosque	Sol	Pereza

19. Coloque cada fragmento en el cuadro derecho de forma que la suma resultante sea correcta.

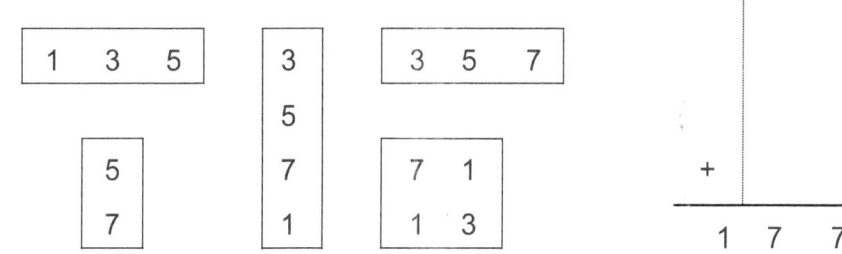

20. Un autobús sale a las 12,20 de la mañana. El viaje dura 3 horas y 25 minutos, pero a la mitad del trayecto hace una parada de 15 minutos.

¿A qué hora llegará a su destino? _____

Que tus decisiones
sean un reflejo de
tus esperanzas,
no de tus miedos

Nelson Mandela

EJERCITE SU MEMORIA

21. Descubra en cada línea (de izquierda a derecha) cuál es el cuadro igual al modelo izquierdo.

Y S3 P	S3 4 P	Y S3 P	Y S3 4
A0 Ʉ	Y S3 P	2 0 Ʉ	A0 Ʉ
4 R2 S	4 R2 S	Y 2 3 P	2 S3 P
1 6 Pz	S3 4 P	1 6 Pz	Y S3 2

22. Tache todos los números del cuadro. Con las letras y signos, sobrantes construya una frase y el nombre de su autor.

_____

_____

1	S	9	O	2	L	O	8	H	7	A	3	Y	U	4	N	6
B	5	I	9	E	N:	1	E	8	L	2	C	7	O	N	3	O
6	C	4	I	5	M	I	1	E	9	N	2	T	O;	4	S	8
O	7	L	O	1	H	3	A	2	Y	4	U	N	6	M	5	A
8	L:	7	L	A	1	I	8	G	6	N	9	O	5	R	A	4
N	2	C	1	I	7	A.	6	4	S	3	O	2	C	8	R	7
6	A	1	T	2	3	4	E	7	8	S	9	1	4	3	5	6

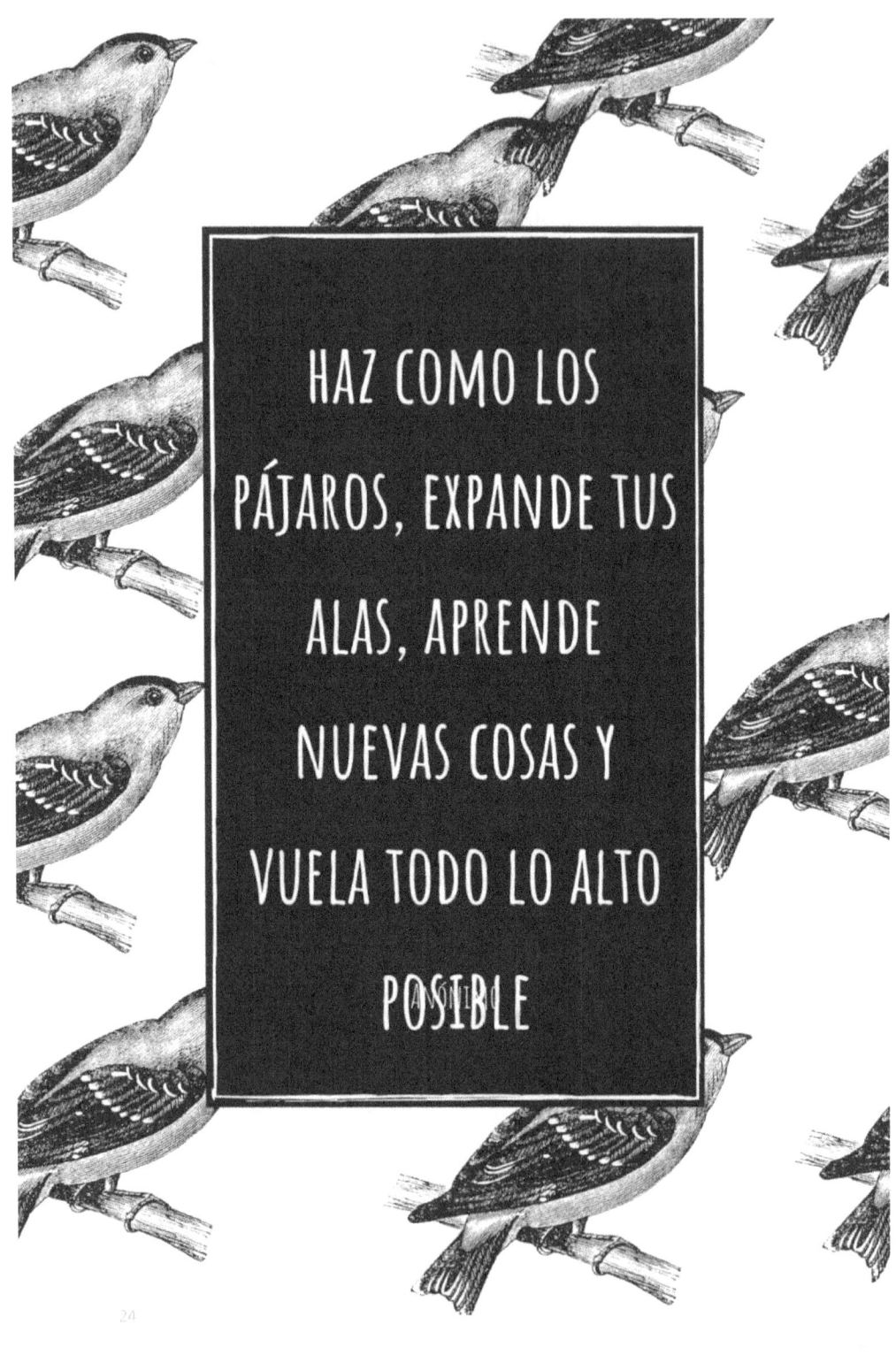

HAZ COMO LOS PÁJAROS, EXPANDE TUS ALAS, APRENDE NUEVAS COSAS Y VUELA TODO LO ALTO POSIBLE

EJERCITE SU MEMORIA

23. Observe atentamente el dibujo e indique cuántos triángulos y cuadrados contiene.

Triángulos _____

Cuadrados _____

24. Subraye los números que contienen en su escritura la letra i.

Quince	Cuarenta
Mil	Cincuenta
Diez	Nueve
Ocho	Cuatro
Trece	Noventa
Sesenta	Once
Doscientos	Dos
Veinte	Catorce
Uno	Doce
Treinta	Ochenta

25. Subraye el resultado correcto en cada operación.

$15 + 32 + 16 + 18 =$ 82
81

$19 + 27 + 11 + 25 =$ 82
83

$29 + 31 + 25 + 14 =$ 99
89

$44 + 22 + 17 + 10 =$ 92
93

$40 + 21 + 12 + 23 =$ 95
96

$31 + 19 + 21 + 12 =$ 83
84

SI NO PUEDES HACERLO MEJOR QUE ELLOS, TRABAJO MÁS QUE ELLOS.

BEN HOGAN

EJERCITE SU MEMORIA

26. Ordene estas sílabas y escriba el nombre y apellido de cuatro escritores premiados con el Nobel de Literatura.

MA	GA	VI	CA	BRI	RIO	CEN	MI	EL
LO	VAR	TE	GAR	JO	A	LEI	SÉ	GAS
XAN	CE	LLO	CIA	DRE	MAR	SA	QUEZ	LA

_____   _____

_____   _____

27. Escriba 10 palabras que contengan dos veces la letra p, como papel.

_____   _____   _____   _____   __

_____   _____   _____   _____   __

28. ¿Cuántas caras sonríen? _____

NO IMPORTA LO LENTO QUE AVANCES

SIEMPRE QUE NO PARES

#MOTIVACIONDIARIA

EJERCITE SU MEMORIA

29- Descubra el nombre de un gran río norteamericano y el del océano en el cual desemboca.

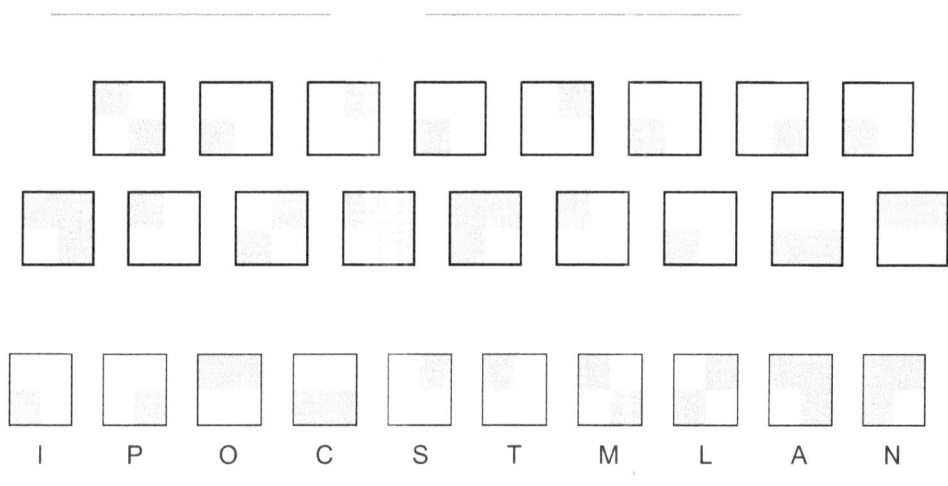

I   P   O   C   S   T   M   L   A   N

30- Coloree cinco cuadros que sumen 200. (Hay más de una solución)

60	41	33	24	27	42	65	56

31- Descubra 9 números escritos debajo y señale la sílaba sobrante. (Puede haber más de una solución) _____

DI	CA	TRE	O	NUE	IN	CIN	CUA	SE	CHO
TEN	REN	NO	TA	CUEN	VEN	TA	Y	TA	IS
Y	EZ	TOR	TA	TA	VE	CE	ON	SE	DOS

SIGUE TU CORAZÓN

pero llévate el
cerebro también

EJERCITE SU MEMORIA

32. Corte algún trozo de los bloques dibujados a la izquierda para lograr

que todos ellos sumen 40. Después, represente el resultado a la derecha.

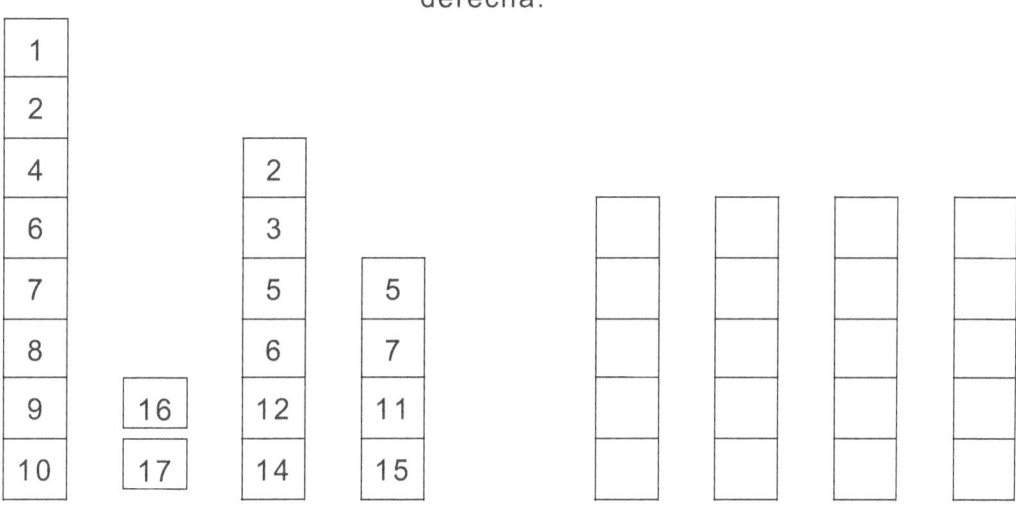

33- Copie simétricamente la figura en el rectángulo inferior y sombree ambas.

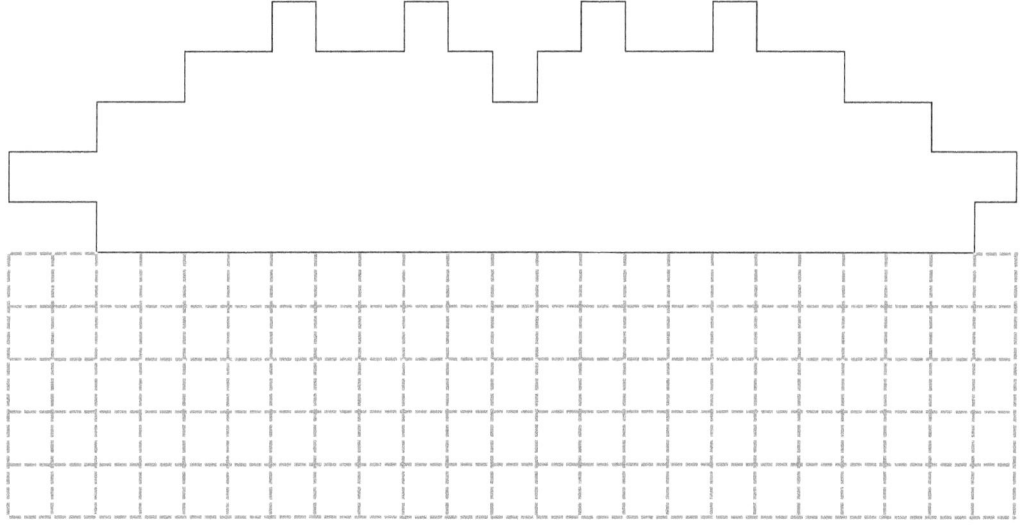

Piensa como adulto, vive como joven, aconseja como anciano y sueña como un niño

EJERCITE SU MEMORIA

34. A cada una de estas palabras desordenadas le sobra unaletra. Escríbalas a la derechacorrectamente y uniendo las letras sobrantes descubra el nombre de un país asiático.

A L F M O T A B R — ....

R E L A J E R O O — ....

P A PA L E I R E — ....

A L E C A M N Ó N — ....

E S O B Ó N SW I — ....

RA M A PO A NA — ....

---

35. Descubra en cada línea dos cantidades cuya resta sea igual al resultado reflejado a la derecha, subraye ambos números y coloque el signo – (menos) donde corresponda.

3 5 5 5 0 1 5 5 0 = 3 4 0 0 0

3 7 7 0 1 0 0 0 = 2 7 7 0

8 4 3 2 4 3 1 = 8 0 0 1

36. Señale con una X la respuesta correcta. (V, verdadera; F, falsa).

	V	F
Enero tiene cinco letras		
El agua hierve a cien grados		
La capital de China es Tokio		
Ocho por ocho son sesenta y tres		
Las letras vocales son cinco		
El Danubio es un río europeo		

siempre superas el

fracaso

de camino al

éxito.

MICKEY ROONEY

EJERCITE SU MEMORIA

37. Encuentre las imágenes de la izquierda en el cuadro de la derecha.

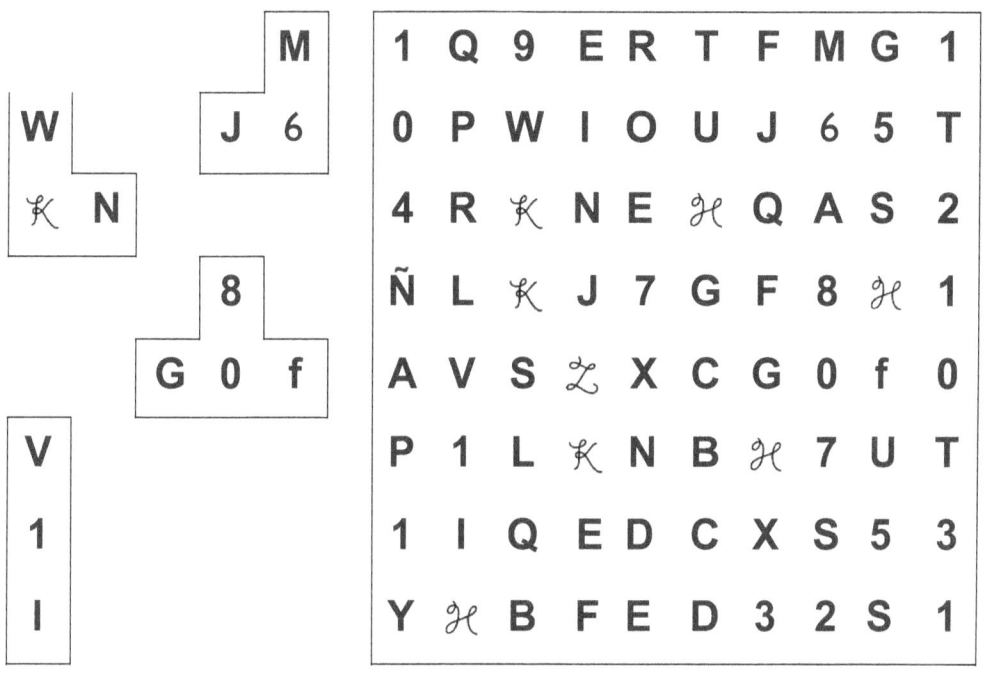

38. Complete las siguientes analogías.

Subir es a bajar como estrecho es a ....

Lápiz es a escribir como pincel es a ....

Silla es a sentar como cama es ....

Avión es a cielo como barco es a ....

Jaula es a pájaro como pecera es a ....

Lágrima es a tristeza como risa es a ....

Bufanda es a cuello como gorro es a ....

Queso es a ratón como sardina a ....

CUANDO SUPERAS

EL
PASADO

ALGO BUENO

LLEGA
A TU
VIDA

EJERCITE SU MEMORIA

39. Observe el cuadro inferior y responda las siguientes preguntas.

¿Cuántos números de tres cifras hay? ...... ¿Cuál es el mayor? ......
¿Cuántos números hay menores que 100? ...... ¿Cual es el menor? ......

121	99	136	81	77	98	122	60	72	143	97	123
59	144	61	96	124	68	95	137	67	94	71	125
138	93	126	63	149	92	139	78	127	91	145	66
74	148	90	141	76	128	65	147	89	129	70	88
130	75	87	131	64	86	150	85	132	69	58	140
84	73	133	62	146	83	134	79	142	82	135	80

40. Cuántos triángulos grandes aparecen debajo?

......

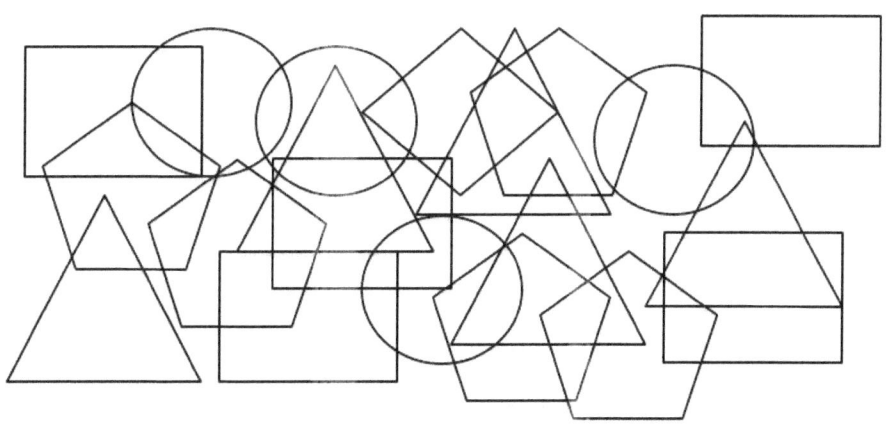

SE APRENDE MÁS AL PERDER QUE AL GANAR. APRENDES CÓMO SEGUIR ADELANTE.

EJERCITE SU MEMORIA

41. Enlace los números de la columna central con las sumas que tengan igual resultado.

12+6	15	15+1
11+11	16	15+4
14+6	17	12+12
11+3	18	10+5
10+7	19	12+9
13+10	20	9+13
16+6	21	12+12

42. Una de estas palabras es diferente al resto. Subraye cuál e indique por qué.

_____

Alubia	Acaricia
Aria	Anestesia
Abrevia	Agria
Agraria	Arteria
Amnesia	Atrofia
Acacia	Agobia
Amplia	Alpina
Agraria	Arritmia
Argucia	Ausencia
Alquimia	Analgesia

43. Descubra una palabra leyendo de derecha a izquierda.

_____

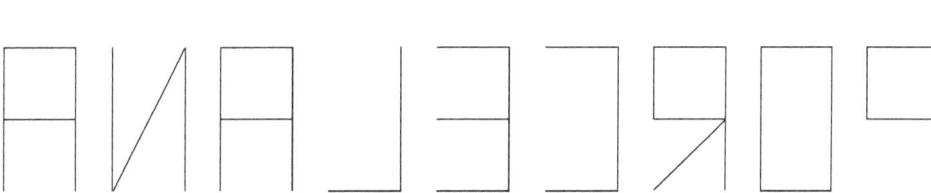

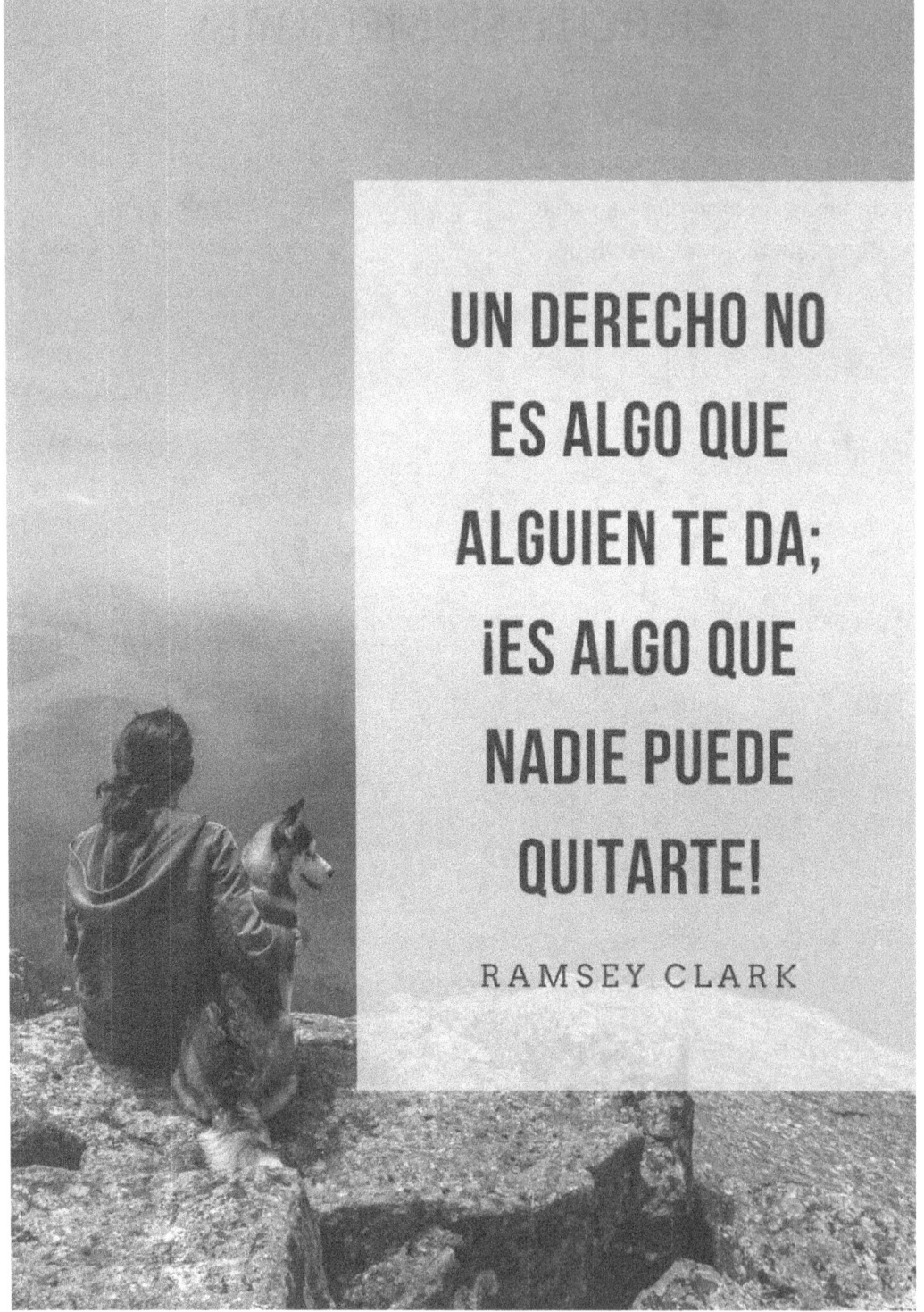

UN DERECHO NO
ES ALGO QUE
ALGUIEN TE DA;
¡ES ALGO QUE
NADIE PUEDE
QUITARTE!

RAMSEY CLARK

EJERCITE SU MEMORIA

44. Señale con el mismo número en ambas columnas las palabras que contienen las mismas letras.

45. Subraye dos números consecutivos que suman 60

1	COMIAN			BALCÓN
2	LLAVERO			MORDÍA
3	BLANCO			CURADO
4	CONEJO			MORERÍA
5	DORMÍA			PANTERA
6	MOLINO			RESPETO
7	APARTEN			CAMIÓN
8	TAPADERA			ORIENTAR
9	CUADRO			DECLARAN
10	PÉTREOS			ENCOJO
11	CARDENAL			ACERTAR
12	CARRETA			APRETADA
13	ROMERÍA			INMOLÓ
14	ANTERIOR			LLOVERÁ

20	30	41	58
23	62	38	22
32	46	23	42
23	35	25	23
26	23	31	63
23	43	57	35
36	24	44	59
23	24	23	52
39	23	47	13
54	61	33	56
23	40	48	23
28	53	23	27
55	26	34	23
23	29	50	45

46. Empieza por p. ¿Qué palabra es?

_____

Grupo de amigos que suelen reunirse para divertirse en común.

"NO SE PUEDE VENCER A LA PERSONA QUE NUNCA SE RINDE."

EJERCITE SU MEMORIA

47. Coloree treinta y dos
casillas del cuadrado grande
dibujado a la derecha de
modo que en cada fila y en
cada columna
solo aparezcan coloreados
cuatro cuadros.

(Hay más de una solución)

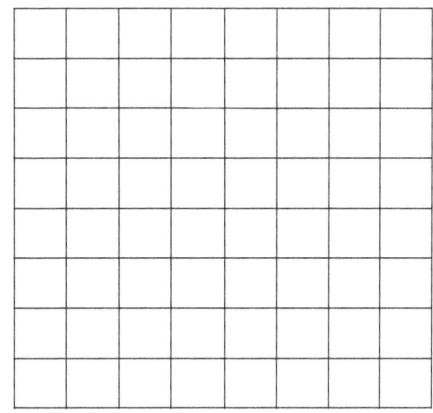

48. Inserte las palabras de la derecha en los cuadros
vacíos, teniendo en cuenta la posición de la letra
M.

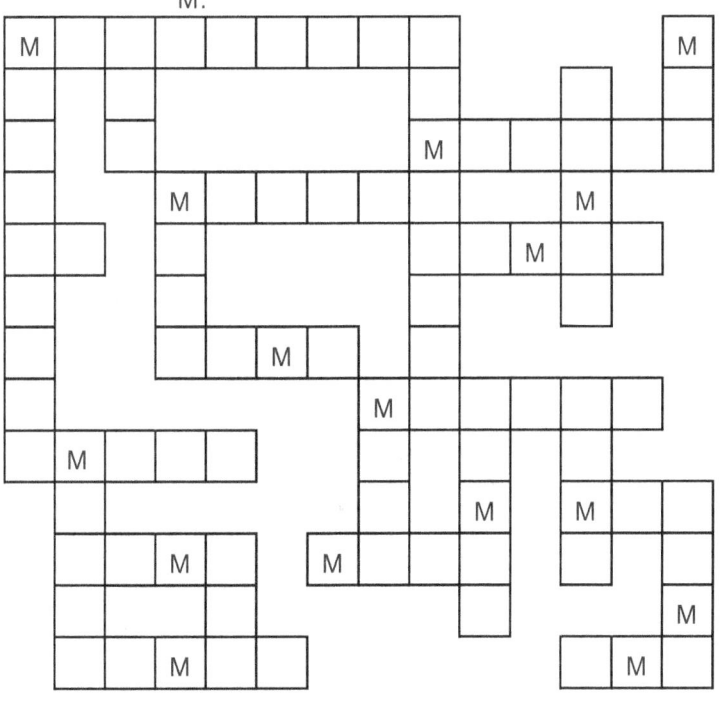

Mercancía,
mía, madeja,
maleta, domar,
masonería, no,
miel, lema,
armadura, río,
madero, mesa,
amigo, metas,
tema, sumar,
asa, mata,
damas, rima,
mal, remar,
loma, ama.

CUALQUIER LUCHA QUE MEREZCA LA PENA ES DIGNA DE LLEVARSE ALGUNOS GOLPES.

TONY KIRWAN

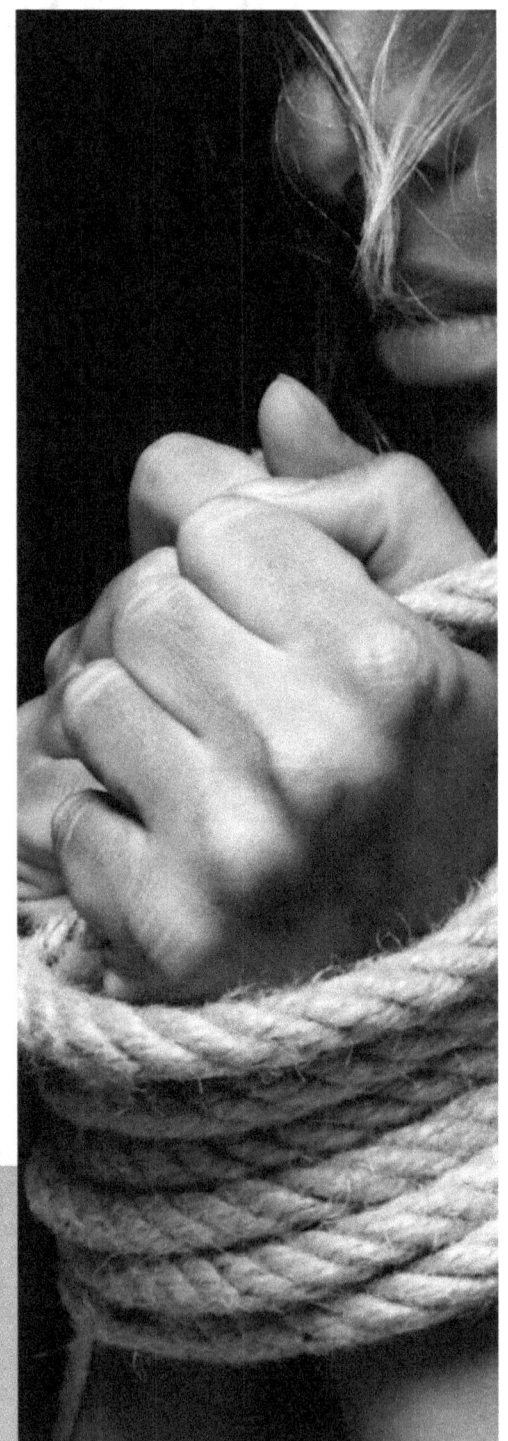

EJERCITE SU MEMORIA

49. Descubra una adivinanza completando las letras que faltan y
escriba a continuación la solución.

```
L_    M_    D R_        . E    J U A N    T U _ O    C I_    C O
    H I _ O S.   A_      P R_    M E_    O,    L_        L L_    M Ó
      L E L _ ;   A_        S E_    U N DO,    L_        L L_    M Ó
      L I L _ ;   A_      T E R_    E R O,    L U L _ ;    Y    A
      C U_    R T _ _ ,    L A L _ .    ¿ C Ó M_        L L M Ó
          A_        Q U I N T _ ?            _____
```

50. Busque 4 cuadros con 4 números que sumen juntos 110, tal
como se indica en el ejemplo del ángulo superior derecho.

20	42	12	71	65	15	90	45	11	33	7	16	51
13	25	14	54	11	16	70	62	96	8	52	42	7
28	45	20	81	23	8	80	63	17	16	30	90	26
80	35	10	35	10	99	30	14	16	70	56	81	90
10	5	11	88	22	48	65	58	15	27	15	49	21
75	30	37	95	25	15	41	19	97	17	50	50	42
8	18	28	98	10	9	23	17	5	26	34	30	54
17	25	15	81	68	57	12	84	36	31	19	41	82
23	35	94	33	74	46	34	39	93	55	92	74	33

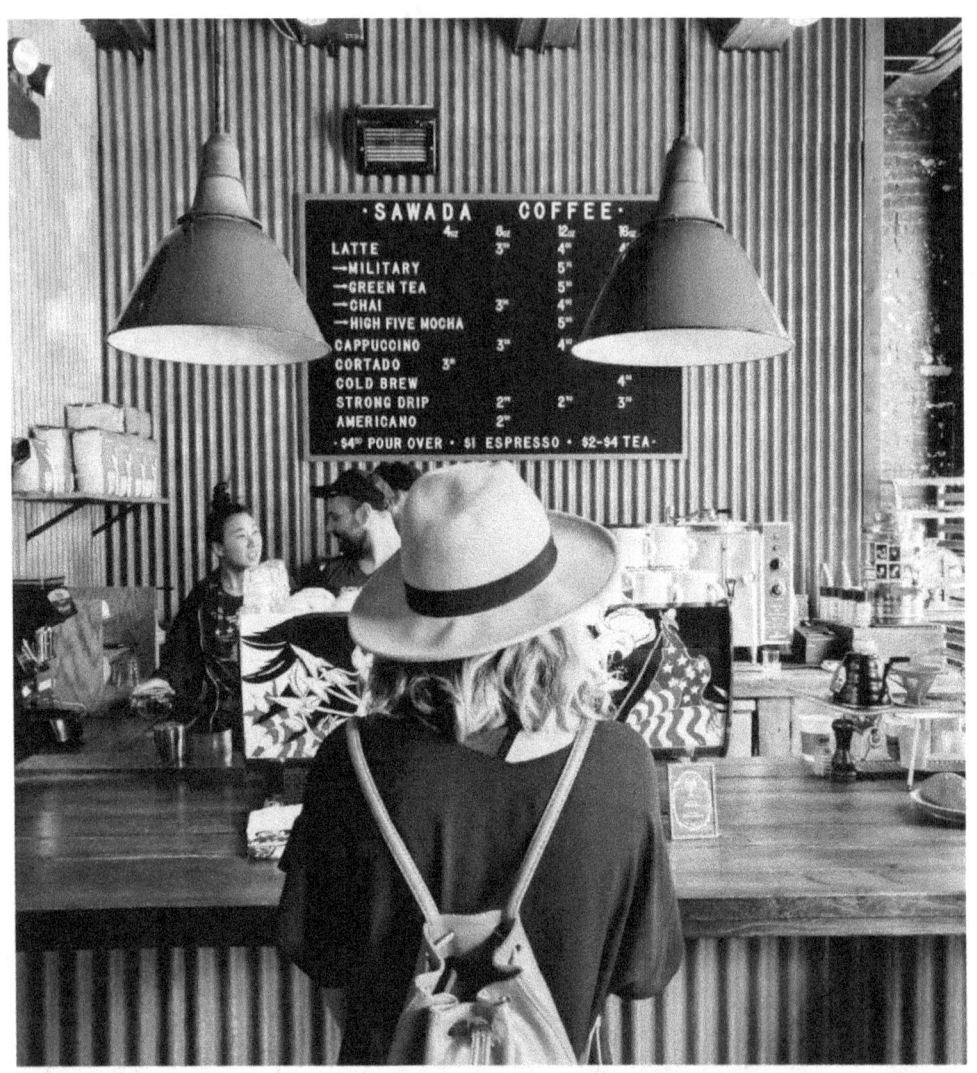

VIAJA NO PARA ESCAPAR DE
LA VIDA, SINO PARA QUE LA
VIDA NO SE TE ESCAPE.

ANÓNIMO

EJERCITE SU MEMORIA

51. Escriba palabras con sentido añadiendo una consonante a cada vocal.

_ O A   _ O A   _ O_ A   _ O_ A   _ O A

_ O A   _ O A   _ O_ A   _ O_ A   _ O A

_ O A   _ O A   _ O_ A   _ O_ A   _ O A

52. Escriba en cada fila palabras que se correspondan con el enunciado

escrito a la izquierda y comiencen por las letras indicadas debajo .

	<u>A</u>	<u>M</u>	<u>S</u>	<u>T</u>
Deportes				
Profesiones				
Países				
Árboles				
Muebles				

53. Indique el número adecuado de la derecha que completa la secuencia de la izquierda.

46… 56… 66… 76… 86… 96…	86	26	106	116
19… 28… 37… 46 55… 64…	23	73	93	43
21… 42… 63… 84… 105… 126…	47	57	87	147

El cambio nunca es doloroso, sólo la RESISTENCIA al cambio lo es

EJERCITE SU MEMORIA

54. Ordene los siguientes números de menor a mayor.

835	11671	5742	48	6409	15672
12333	123	20010	16345	576	8567
8650	10045	1254	14612	21347	7943

55. Escriba a la derecha cuantos puntos hay de cada tipo en estasfichas de dominó y averigüe el resultado de su suma.

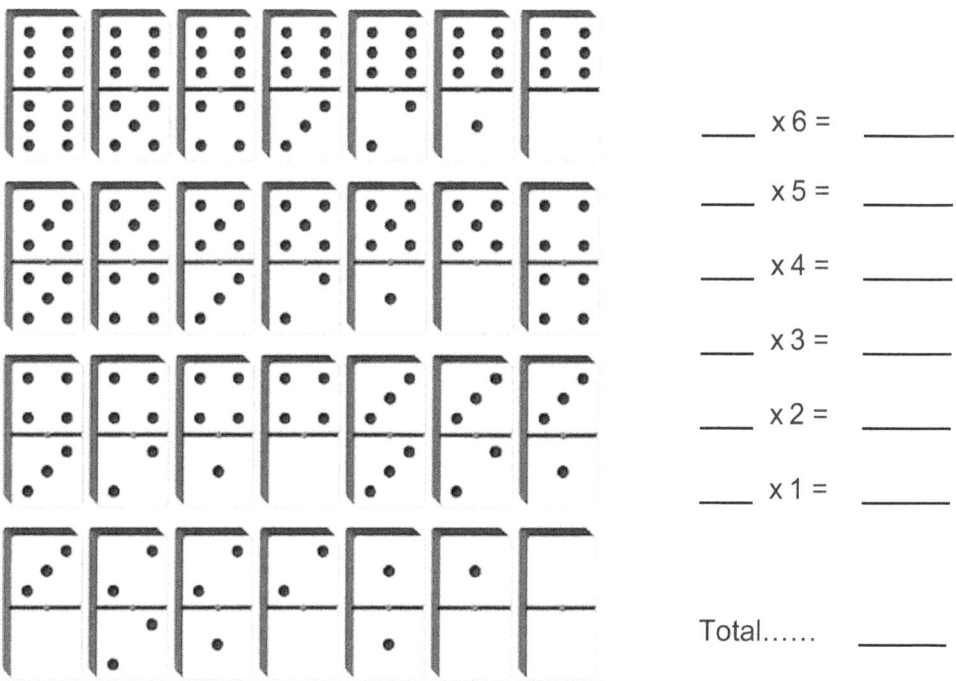

____ x 6 = _____

____ x 5 = _____

____ x 4 = _____

____ x 3 = _____

____ x 2 = _____

____ x 1 = _____

Total...... _____

LOS CAMINOS DIFÍCILES CONDUCEN A DESTINOS HERMOSOS

EJERCITE SU MEMORIA

56. Coloree el nombre de 10 profesiones escondidas en el cuadro.

```
A R C E D T A P O T V E N D E D O R A C A S I N
A C T O R P A R E T O L A N D I M O N O S E W A
C A C O C I N E R O R E P I T A X I S T A B A N
M I Ñ O T E R I J E N O S I N C O N D U C T O R
N M Ú S I C O A S I T N O R I T E C A L O N I S
A M E P O N I L F A C A R T E R O C A S E J O T
A B I A L B A Ñ I L L O N T T A W N I R O M E S
L O R I N A J E T I V O S A R P I N T E C A D E
N A P I L O T E D O R I N B A I L A R Í N A M I
L M I L I T A R L A P E N I T V I S U N T E R N
```

57. Señale cuales de las figuras inferiores son iguales.

1	2	3	4	5	6

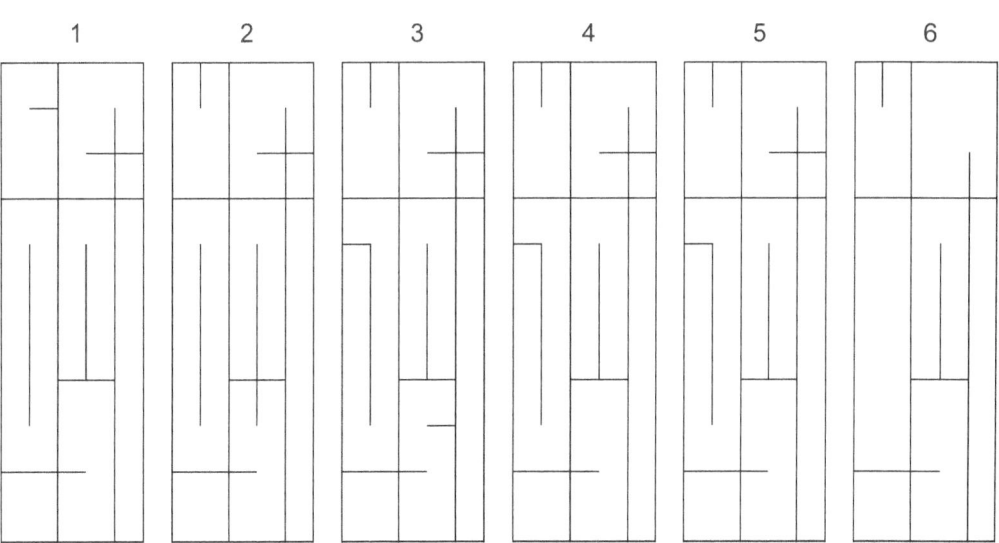

"

La vida se reduce o amplía en proporción al coraje de uno.

ANDRÉS NÚÑEZ

EJERCITE SU MEMORIA

58. ¿Cuánto suman los números incluidos en cuadros? _____

59. Subraye los nombres correspondientes a juegos de mesa.

20	71	31	50	28	59	44	30
12	31	10	80	61	10	66	22
60	99	72	51	11	21	73	42
14	29	87	45	33	68	81	76
53	96	91	27	94	74	62	38
75	23	82	48	86	46	17	64
47	41	54	25	39	13	95	24
88	20	36	78	55	85	24	40
26	56	89	65	37	83	19	69
49	22	24	15	79	70	42	58
25	67	18	16	57	33	90	84
52	93	34	21	77	97	10	99

Parchís

Fútbol

Oca

Tenis

Baloncesto

Dominó

Natación

Mus

Pelota

Póker

Golf

Solitario

Patinaje

Ajedrez

60. Ordene la siguiente frase de Antonio Machado y escríbala debajo.

ESCUCHAD.   PREGUNTAD   DIALOGAR,

PARA   PRIMERO;   DESPUES...

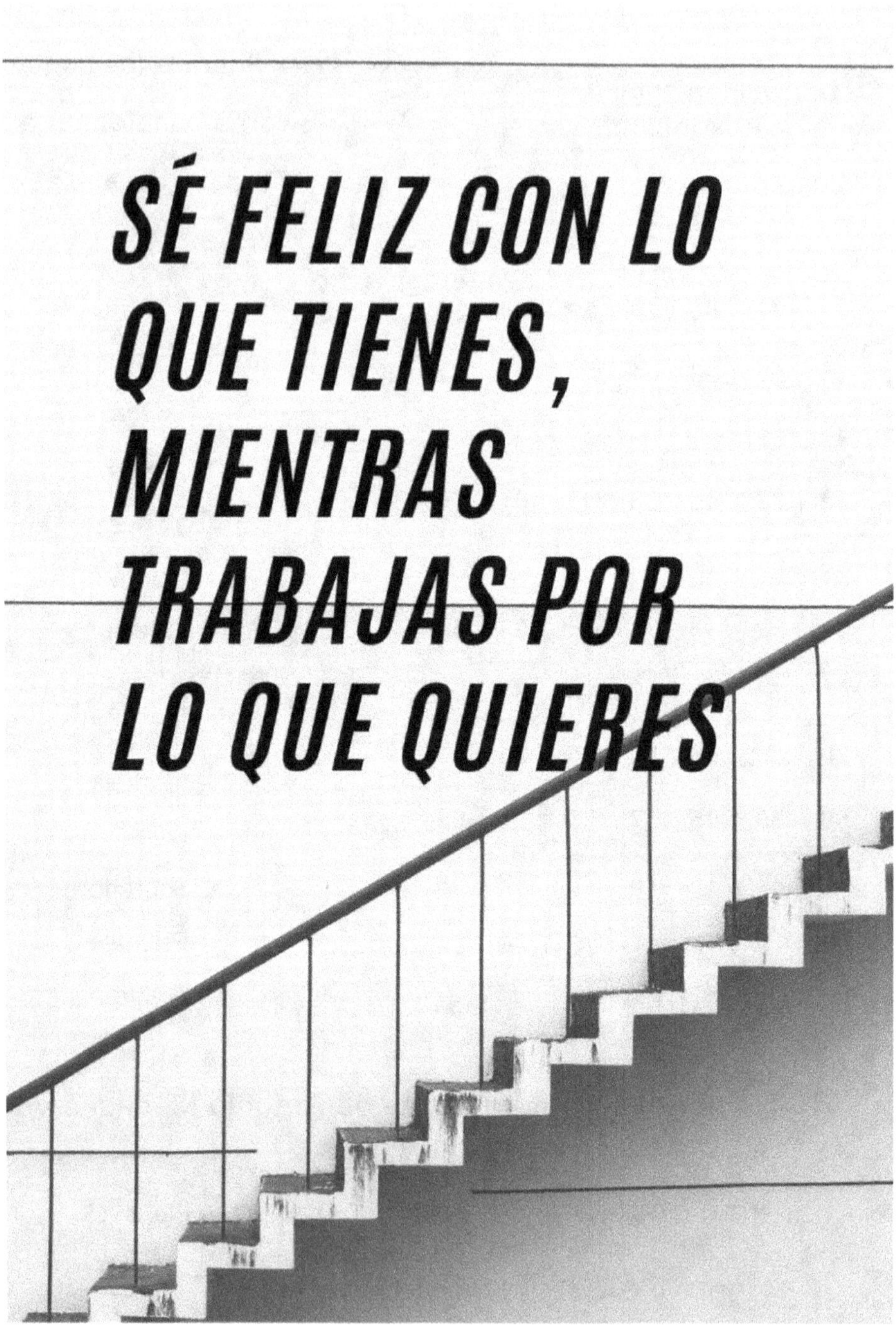
SÉ FELIZ CON LO
QUE TIENES,
MIENTRAS
TRABAJAS POR
LO QUE QUIERES

Verdad o FALSO

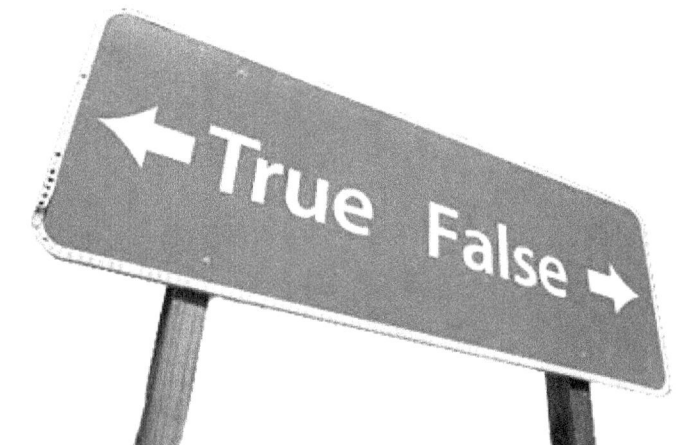

Puntuación de esta categoría: 3 PUNTOS

Puede jugar sólo o acombañado. Aquí encontrará preguntas con 3 opciones de respuesta, **deberá localizar la afirmación falsa** *Algunas preguntas deberás decir si es verdad o bulo.*

Todas puntúan 3. **Si fallas se te quita un punto y también tienesla opción de NO responder** *y dejar la opción de responder a tu compañero de juego.*

Verdad o Bulo

1. ¿Verdad o Bulo? Identifica cuál de estas frases es falsa

a. Los músculos de nuestros ojos se mueven aproximadamente 100.000 veces al día
b. Debes hablar un idioma antes de aprender otro
c. Tenemos más de 60.000 pensamientos al día

2. ¿Verdad o Bulo? Identifica cuál de estas frases es falsa

a. Los mensajes subliminales nos ayudan a aprender
b. Nuestro aroma es tan único como nuestras huellas digitales
c. Puedes ver un óvulo a simple vista

3. ¿Verdad o Bulo? Identifica cuál de estas frases es falsa

a. Si te cortan el dedo meñique tu mano perdería el 50% de la fuerza
b. Lo que hay en la mayoría del polvo no es piel sino cacas de ácaros
c. Los hombres y las mujeres aprenden de forma diferente

4. Las uñas crecen más rápido en verano ¿Verdad o Bulo?

5. La lengua de cada persona también es una marca de identidad. De hecho, tiene huellas únicas e irrepetibles. ¿Verdad o Bulo?

6. ¿Verdad o Bulo?   Identifica cuál de estas frases es falsa

a. Los hombres y mujeres escuchan de manera diferente

b. Se forma un nuevo pliegue en el cerebro cada vez que aprendemos algo

c. En el mundo hay más de 10 mil tipos de tomates

7. ¿Verdad o Bulo?   Identifica cuál de estas frases es falsa

a. La nuez moscada en grandes cantidades puede ser letal

b. Las manzanas están compuestas por un 25% de aire

c. Si cargas el móvil toda la noche te cargas la batería

8. ¿Verdad o Bulo?   Identifica cuál de estas frases es falsa

a. El estrés laboral afecta más a las mujeres que a los hombres

b. El ordenador debe apagarse todas las noches para que funcione correctamente

c. Los Mac no pueden contraer virus

9. El wifi puede provocar cáncer ¿Verdad o Bulo?

10. ¿Verdad o Bulo? Identifica cuál de estas frases es falsa

a. El Titanic no era conocido antes del accidente como "el insumergible"

b. Las zanahorias eran púrpuras

c. Las primeras almohadas eran de piedra

11. Imposible abrir las puertas de un avión en pleno vuelo ¿Verdad o Bulo?

12. ¿Verdad o Bulo? Identifica cuál de estas frases es falsa

a. La risa no es exclusiva del ser humano

b. Las cosquillas pueden matar

c. El epitafio de Groucho Marx dice: 'disculpen que no me levante'

13. ¿Verdad o Bulo? Identifica cuál de estas frases es falsa

a. Elvis inventó el rock

b. El alcohol produce más sensación de embriaguez en los aviones

c. Los grillos se ponen alegres con el verano

14. Las zanahorias son buenas para la vista ¿Verdad o bulo?

15. ¿Verdad o Bulo? Identifica cuál de estas frases es falsa

a. En verano el pene crece
b. La nariz humana puede detectar más de un billón de olores
c. George Washington usaba una dentadura postiza fabricada con marfil de hipopótamo

16. ¿Verdad o Bulo? Identifica cuál de estas frases es falsa

a. La Coca-Cola originalmente era de color verde
b. Las moscas viven 24 horas.
c. Los romanos crearon la jubilación.

17. Los rubios tienen más pelo que los morenos. ¿Verdad o Bulo?

18. ¿Verdad o Bulo? Identifica cuál de estas frases es falsa

a. Los primeros en usar papel higiénico fueron los chinos, en el s. II a. C.

b. El cerebro de un gato se parece en un 90% al de un ser humano

c. Nos tragamos ocho arañas al año mientras dormimos

19. Los delfines, los primates y los perros se reconocen frente a un espejo. ¿Verdad o bulo?

20. ¿Verdad o Bulo? Identifica cuál de estas frases es falsa

a. El 80% de los musulmanes en Europa vive de la asistencia social

b. Los bulos se duplicaron en España después del estado de Alarma a través de WhatsApp

c. Bruselas (año 2020) ofrece a los Estados 6.000 euros por cada migrante que acojan los países miembros de la UE

21. Donald Trump hizo una oferta para comprar las islas Canarias ¿Verdad o Bulo?

22. ¿Verdad o Bulo? Identifica cuál de estas frases es falsa

a. Más de 1.000 aves mueren anualmente por estrellarse contra ventanas

b. Tras el confinamiento por la Covid-19, aparecen cisnes en las aguas de los canales de Venecia

c. Los cocodrilos comen piedras porque les ayuda a sumergirse en el agua

23. ¿Verdad o Bulo? Identifica cuál de estas frases es falsa

a. Las serpientes son sordas

b. Un hombre llamado Charles Osborne tuvo hipo durante 69 años

c. Parpadeamos más de 4.000.000 de veces en un año

24. ¿Verdad o Bulo? Identifica cuál de estas frases es falsa

a. Si tragas un chicle tardas mucho en digerirlo porque quedan pegados en el estómago

b. Más gente usa cepillos de dientes azules que de color rojo

c. Los búhos son las únicas aves que pueden ver el color azul

25. Mejor dejar encendidos los fluorescentes que apagarlos y encenderlos un tiempo si quieres ahorrar energía ¿Verdad o bulo?

26. ¿Verdad o Bulo? Identifica cuál de estas frases es falsa

a. El gel hidroalcohólico puede explotar si lo exponemos a altas temperaturas

b. Los aparatos electrónicos consumen si no los desenchufas

c. El arroz puede secar los aparatos mojados

27. ¿Verdad o Bulo? Identifica cuál de estas frases es falsa

a. Con una olla se puede ampliar la señal wifi

b. Cuanto más megapíxeles tenga una cámara, mejor calidad de la imagen

c. Thomas Alba Edison tenía miedo a la oscuridad

28. ¿Verdad o Bulo? Identifica cuál de estas frases es falsa

a. A raíz de la expansión de la pandemia, surgió una banda de atracadores que se llamaba "Manos limpias" que ofrecía oler el aroma del gel y aprovechaban para robarles

b. Anteriormente contrataba a personas para despertar a los trabajadores de las fábricas

c. Al nacer tenemos 300 huesos, pero de adulto sólo tenemos 206

29. Los delfines duermen con un ojo abierto. ¿Verdad o Bulo?

30. ¿Verdad o Bulo? Identifica cuál de estas frases es falsa

a. En la Prehistoria, los hombres salían a cazar y las
b. mujeres se dedicaban a la recolección y crianza de los hijos
c. El banco del Vaticano posee con riqueza para acabar con la pobreza mundial
d. Puedes morir por beber mucha agua

31. ¿Verdad o Bulo? Identifica cuál de estas frases es falsa

a. La orina oscura es un signo de deshidratación
b. El café te deshidrata
c. El agua mineral hidrata igual que la del grifo

32. Para acabar con el hipo, lo mejor es un susto. ¿Verdad o Bulo?

33. Identifica cuál de estas frases es falsa

a. El congelador mata las bacterias
b. El baño es la parte que más bacterias acumula de toda la casa.

c. El detergente y el jabón son grandes nutrientes para las bacterias

37. Debes hacer caca una vez al día ¿Verdad o Bulo?

38. Las monedas y los billetes son un nido de bacterias. ¿Verdad o Bulo?

39. Los rayos pueden caer en dos lugares distintos al mismo tiempo. ¿Verdad o Bulo?

37. Los murciélagos son ciegos y usan la ecolocalización en lugar de la vista. ¿Verdad o Bulo?

38. Para desinfectar las heridas: alcohol y agua oxigenada. ¿Verdad o Bulo?

39. Los solteros tienen más vida sexual que los casados. ¿Verdad o Bulo?

40. Los secadores de manos por aire son más higiénicos que el papel. ¿Verdad o Bulo?

41. El cerebro es gris. ¿Verdad o Bulo?

RESPUESTAS
JUEGOS
DE
MEMORIA

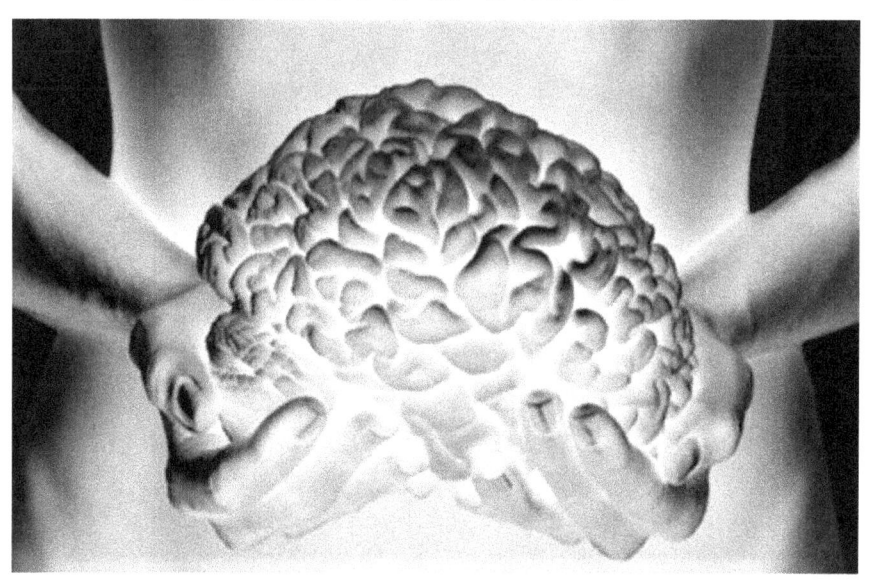

RESPUESTAS

1. Esta hoja de calendario tiene un error. ¡Descubra cuál es!

Falta el número 29

Enero 2018						
1	2	3	4	5	6	7
8	9	10	11	12	13	14
15	16	17	18	19	20	21
22	23	24	25	26	27	28
28	30	31				

2. Averigüe el número de veces que aparece el símbolo Ö   4

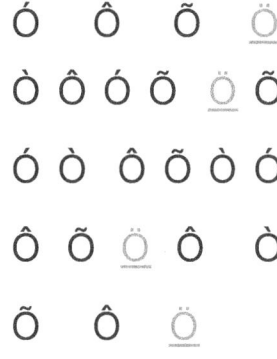

Ó   Ô   Õ   Ö
Ò Ô Ó Õ Ö Õ
Ó Ò Ô Õ Ò Ó
Ô Õ Ö Ô Ò
Õ Ô Ö

3. Una las cuatro figuras siguiendo el orden indicado y reproduzca debajo el dibujo resultante.

1°   3°   4°   2°

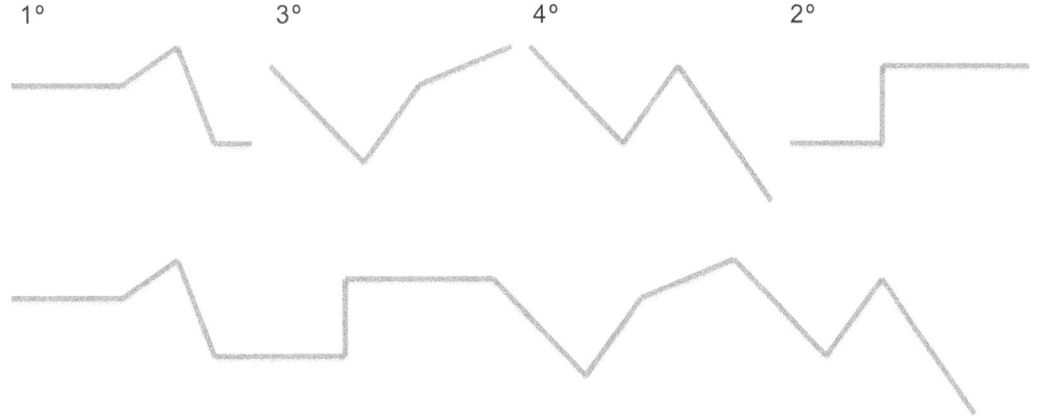

RESPUESTAS

4. Subraye la letra que se repite siete veces.

J

p	l	m	n	k	ñ	g	j	b	h	u	g	v
m	ñ	f	g	x	d	r	e	s	z	a	w	q
l	w	p	j	o	n	k	i	j	ñ	b	m	y
t	g	v	c	f	m	d	w	s	e	w	g	j
q	ñ	j	k	j	h	g	ñ	d	s	z	x	c
v	b	n	m	p	w	j	u	y	t	r	e	w

5. ¿Es correcto el resultado de esta multiplicación?

Añada los números que faltan para comprobarlo.

```
        9  8  7  6  5  4  3  2  1
                          x  2  7
     _____
     6  9  1  3  5  8  0  2  4  7
  1  9  7  5  3  0  8  6  4  2
  _____
  2  6  6  6  6  6  6  6  6  6  7
```

6. Escriba a continuación las palabras que se repiten.

Goma y broma

Rosa	Cosa	Posa	Fosa	Losa	Rota	Sota	Doma	Goma
Hora	Jota	Bota	Mona	Nona	Goma	Cota	Roca	Loma
Broma	Ropa	Sopa	Vota	Trona	Zona	Mota	Broma	Poca

RESPUESTAS

7. Escriba el nombre de 10 países que contengan la letra U.

Uruguay   Paraguay

Hungría   Rusia

Australia   Bulgaria
Cuba   Ecuador

Guinea   Guatemala

8. Dos columnas de esta suma están en posición errónea. Sitúelas adecuadamente.

```
    4   9   3   5   1
    5   5   4   6   1
    5   6   5   7   4
    7   7   6   2   3
+   1   2   1   3   0
  _____
  2 5   1   1   3   9
```

9. Descubra 6 cuadros rodeados completamente de números pares.

31	64	10	66	71	1	17	51	11	61	2	19	91	45	4	73
6	12	11	14	36	33	42	3	77	59	72	26	74	12	15	22
35	68	16	70	10	24	16	26	11	81	30	23	28	75	11	29
97	13	16	37	63	22	15	18	17	99	76	32	78	43	89	10
53	26	65	5	8	32	20	34	32	47	24	69	13	32	44	34
92	52	94	34	21	14	39	83	38	80	34	82	85	46	42	48
54	53	58	49	57	7	18	9	67	40	31	36	95	36	50	38
96	56	98	25	40	87	23	30	93	84	38	86	20	41	28	55

RESPUESTAS

10. Utilizando todas las sílabas componga una frase cuya primera palabra es enero.

Enero, buen mes para el carbonero.

RA   EN   RO   EN   EL   CAR   RO,

BU   E   PA   BO   MES   NE

11. Averigüe el nombre de tres océanos siguiendo las referencias de letras y números en los cuadros 1, 2 y 3.

1 ÍNDICO   A 2, B 3, C 1, D 2, D 4 y E 5.

2 PACÍFICO   A 3, B 1, C 2, C 4, D 3, D 5, E 2 y E 4.

3 ATLÁNTICO   A 1, A 4, B 2, B 5, C 3, D 1, D 4, E 2 y E 5.

1

	1	2	3	4	5
A	p	í	o	u	y
B	d	f	i	g	h
C	d	v	c	x	z
D	u	c	y	n	r
E	n	b	v	c	o

2

	1	2	3	4	5
A	t	r	c	e	w
B	i	j	k	l	ñ
C	s	i	d	p	f
D	r	e	c	s	a
E	c	f	v	o	n

3

	1	2	3	4	5
A	o	q	a	t	s
B	m	a	n	b	l
C	g	h	á	j	l
D	n	b	n	i	m
E	b	t	j	m	c

12. Empieza por L: conjunto de muchas hojas de papel u otro material que, encuadernadas, forman un volumen.

¿Qué es? Libro

RESPUESTAS

13. En medio de estas palabras se han introducido dos ajenas al resto.

Descubra cuáles son.   Pulsera y zapato.

Gamuza, limpiacristales, jabón, lejía, detergente, amoniaco, zapato, ducha, esponja, champú, agua, pulsera, cubo, bayeta, cepillo, dentífrico, guantes.

14. Subraye los números divisibles por 4.

400   216   126   221   310   288   402   232   233   101   180

179   144   210   140   121   300   348   347   260   261   328

15. Anote debajo de cada dibujo seis palabras referidas al mismo.

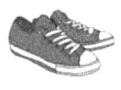  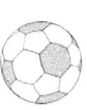 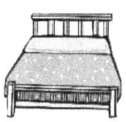 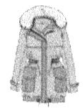

Cordones	Lluvia	Juego	Colchón	Frío
Suela	Mango	Futbol	Sábanas	Bolsillos
Deporte	Nubes	Pelota	Noche	Mangas
Puntera	Varillas	Inflar	Colcha	Invierno
Zapatillas	Tormenta	Esfera	Somier	Botones
Número	Tamaño	Color	Almohada	Forro

RESPUESTAS

16. Reste 94 a 600, sustrayendo de 2 en 2.

600, 598, 596, 594, 592, 590, 588, 586, 584, 582, 580, 578,

576, 574, 572, 570, 568, 566, 564, 562, 560, 558, 556, 554,

552, 550, 548, 546, 544, 542, 540, 538, 536, 534, 532, 530,

528, 526, 524, 522, 520, 518, 516, 514, 512, 510, 508, 506.

17 Escriba debajo cuántas notas hay de cada clase.

Semicorchea 8   Corchea 9   Clave de sol 8   Negra 8   Blanca 12

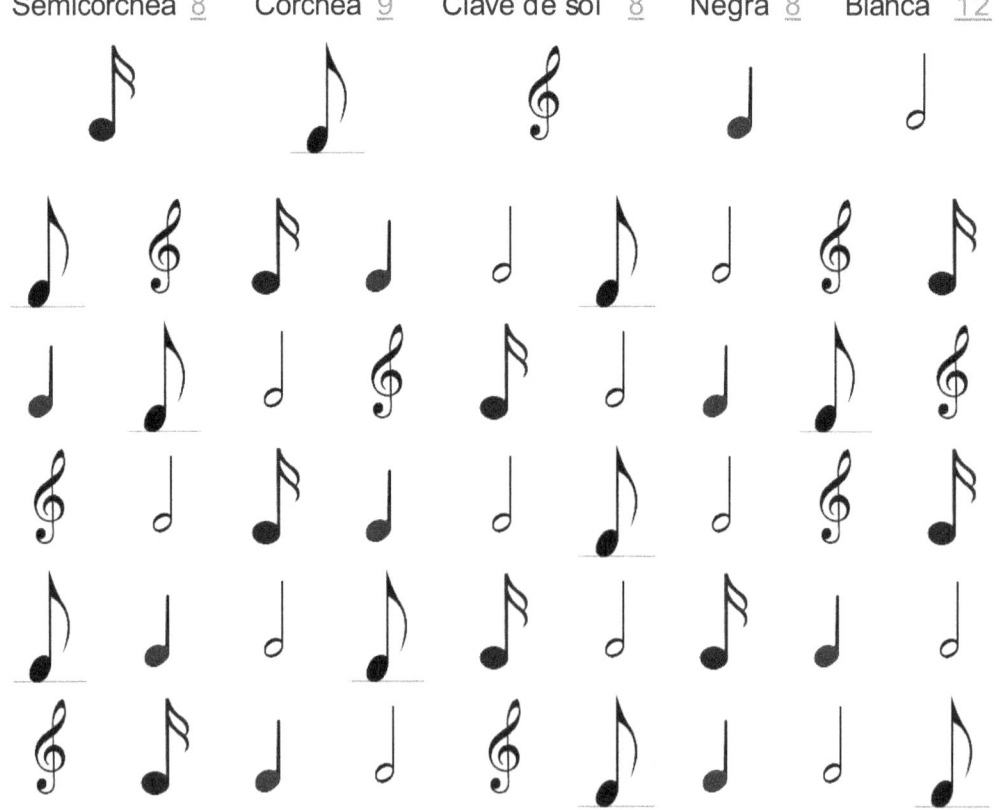

RESPUESTAS

18. Marque en cada fila la palabra que significa lo contrario (antónimo) de la escrita con mayúsculas.

OCULTO	Amigo	Presente	Negro	Visible	Frío
SEPARADO	Junto	Grande	Esfera	Martillo	Flojo
DEBILIDAD	Frescor	Lento	Fortaleza	Sencillo	Fiebre
OLVIDO	Oscuro	Recuerdo	Flor	Sentido	Olor
SIMILAR	Balón	Semejante	Detrás	Puerta	Contrario
SOLEADO	Playa	Sombrilla	Pared	Luna	Nuboso
NATURAL	Silencio	Artificial	Bosque	Sol	Pereza

19. Coloque cada fragmento en el cuadro derechode forma que la suma resultante sea correcta.

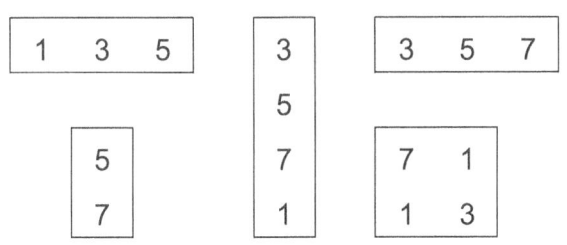

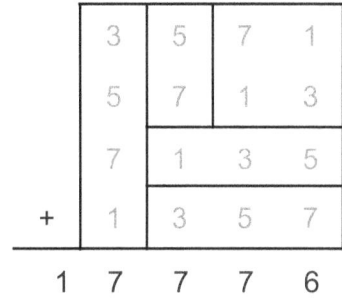

20. Un autobús sale a las 12,20 de la mañana. El viaje dura 3 horas y 25 minutos, pero a la mitad del trayecto hace una parada de 15 minutos.

¿A qué hora llegará a su destino? 16,00 h.

RESPUESTAS

21. Descubra en cada línea (de izquierda a derecha
) cuál es el cuadro igual al modelo izquierdo.

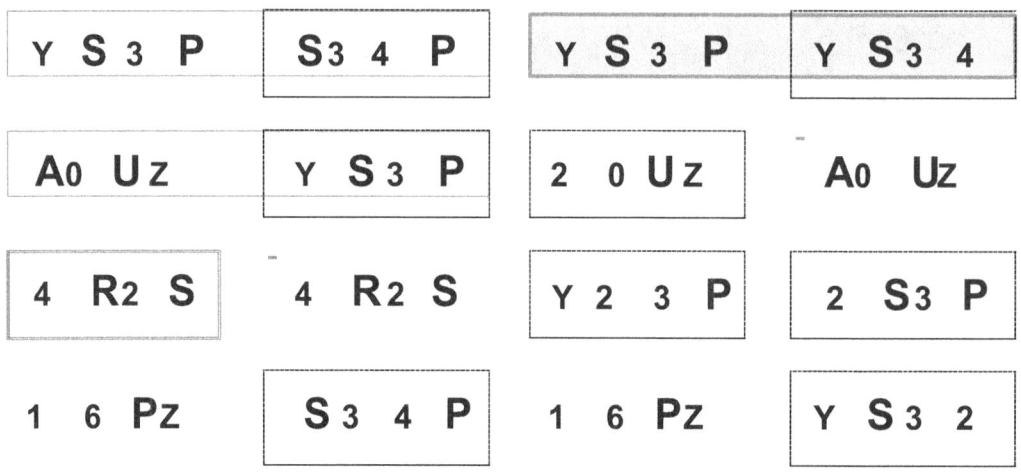

22. Tache todos los números del cuadro. Con las letras y
signos, sobrantes construya una frase y el nombre de su
autor.

Solo hay un bien: el conocimiento;

solo hay un mal: la ignorancia.   Sócrates

1	S	9	O	2	L	O	8	H	7	A	3	Y	U	4	N	6
B	5	I	9	E	N:	1	E	8	L	2	C	7	O	N	3	O
6	C	4	I	5	M	I	1	E	9	N	2	T	O;	4	S	8
O	7	L	O	1	H	3	A	2	Y	4	U	N	6	M	5	A
8	L:	7	L	A	1	I	8	G	6	N	9	O	5	R	A	4
N	2	C	1	I	7	A.	6	4	S	3	O	2	C	8	R	7
6	A	1	T	2	3	4	E	7	8	S	9	1	4	3	5	6

RESPUESTAS

23. Observe atentamente el dibujo

e indique cuántos triángulos

y cuadrados contiene.

Triángulos   19

Cuadrados   21

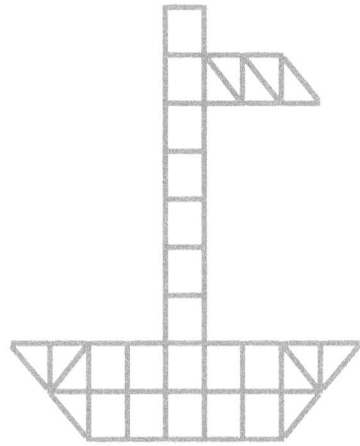

24. Subraye los números que

contienen en su escritura

la letra i.

Quince	Cuarenta
Mil	Cincuenta
Diez	Nueve
Ocho	Cuatro
Trece	Noventa
Sesenta	Once
Doscientos	Dos
Veinte	Catorce
Uno	Doce
Treinta	Ochenta

25. Subraye el resultado correcto en cada operación.

15 + 32 + 16 + 18 = 82
81

19 + 27 + 11 + 25 = 82
83

29 + 31 + 25 + 14 = 99
89

44 + 22 + 17 + 10 = 92
93

40 + 21 + 12 + 23 = 95
96

31 + 19 + 21 + 12 = 83
84

RESPUESTAS

26. Ordene estas sílabas y escriba el nombre y apellido de cuatro escritores premiados con el Nobel de Literatura.

MA	GA	VI	CA	BRI	RIO	CEN	MI	EL
LO	VAR	TE	GAR	JO	A	LEI	SÉ	GAS
XAN	CE	LLO	CIA	DRE	MAR	SA	QUEZ	LA

Vicente Aleixandre   Gabriel García Márquez

Camilo José Cela   Mario Vargas Llosa

27. Escriba 10 palabras que contengan dos veces la letra p, como papel.

Párpado   Papada   Pamplina   Papá   Parapeto

Perplejo   Propósito   Pipa   Perspectiva   Piropo

28¿Cuántas caras sonríen?
22

RESPUESTAS

29. Descubra el nombre de un gran río
    norteamericano y el del océano en el cual
    desemboca.

M i s i s i p i   -   A t l á n t i c o

☐ ☐ ☐ ☐ ☐ ☐ ☐ ☐

☐ ☐ ☐ ☐ ☐ ☐ ☐ ☐

☐ ☐ ☐ ☐ ☐ ☐ ☐ ☐
I   P   O   C   S   T   M   L   A   N

30. Coloree cinco cuadros que sumen 200. (Hay más de una solución)

| 60 | 41 | 33 | 24 | 27 | 42 | 65 | 56 |

31. Descubra 9 números escritos debajo y señale la sílaba sobrante.
(Puede haber más de una solución) 8 , 9 , 10 , 14 , 30 , 40 , 56 , 72 y 90.

DI	CA	TRE	O	NUE	IN	CIN	CUA	SE	CHO
TEN	REN	NO	TA	CUEN	VEN	TA	Y	TA	IS
Y	EZ	TOR	TA	TA	VE	CE	ON	SE	DO
									S

RESPUESTAS

32. Corte algún trozo de los bloques dibujados a la izquierda y logre que todos ellos sumen 40. Después, represente el resultado a la derecha.

1								
2								
4		2						
6		3			6	1	3	2
7		5	5		7	2	5	5
8		6	7		8	4	6	7
9	16	12	11		9	16	12	11
10	17	14	15		10	17	14	15

33. copie simétricamente la figura en el rectángulo inferior y sombree ambas.

RESPUESTAS

34. A cada una de estas palabras desordenadas le sobra una

letra. Escríbalas a la derecha correctamente y uniendo las letras sobrantes descubra el nombre de un país asiático.

A L F M O T A B R   T   ALFOMBRA

R E L A J E R O O   A   RELOJERO

P A PA L E I R E   I   PAPELERA

C A M E L A N Ó N   N   CAMALEÓN

O B E S S I Ó N W   W   OBSESIÓN

P A M A R A N A O   A   PANORAMA

Taiwán

35. Descubra en cada línea dos cantidades cuya resta sea igual al resultado reflejado a la derecha, subraye ambos números y coloque el signo –(menos) donde corresponda.

| 3 5 5 5 0 | - | 1 5 5 0 | = 3 4 0 0 0 |

| 3 7 7 0 | - | 1 0 0 0 | = 2 7 7 0 |

| 8 4 3 2 | - | 4 3 1 | = 8 0 0 1 |

3. Señale con una X la respuesta correcta. (V, verdadera; F, falsa).

	V	F
Enero tiene cinco letras	X	
El agua hierve a cien grados	X	
La capital de China es Tokio		X
Ocho por ocho son sesenta y tres		X
Las letras vocales son cinco	X	
El Danubio es un río europeo	X	

RESPUESTAS

37. Encuentre las imágenes de la izquierda en el cuadro de la derecha.

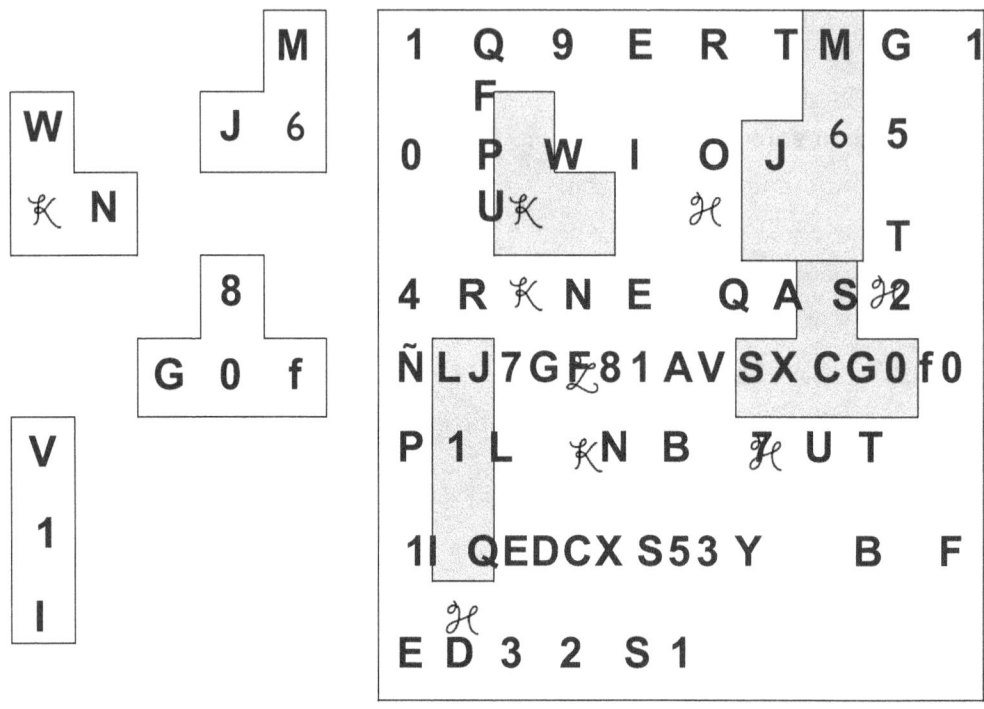

38. Complete las siguientes analogías.

Subir es a bajar como estrecho es a _ancho_

Lápiz es a escribir como pincel es a _pintar_

Silla es a sentar como cama es _acostar_

Avión es a cielo como barco es a _mar_ Jaula

es a pájaro como pecera es a _pez_

Lágrima es a tristeza como risa es a _alegría_

Bufanda es a cuello como gorro es a _cabeza_

Queso es a ratón como sardina a _gato_

RESPUESTAS

39. Observe el cuadro inferior y responda las siguientes preguntas.

¿Cuántos números de tres cifras hay? _30_   ¿Cuál es el mayor? _150_

¿Cuántos números hay menores que 100? _42_   ¿Cual es el menor? _58_

121	99	136	81	77	98	122	60	72	143	97	123
59	144	61	96	124	68	95	137	67	94	71	125
138	93	126	63	149	92	139	78	127	91	145	66
74	148	90	141	76	128	65	147	89	129	70	88
130	75	87	131	64	86	150	85	132	69	58	140
84	73	133	62	146	83	134	79	142	82	135	80

40. ¿Cuántos triángulos grandes aparecen debajo? **10**

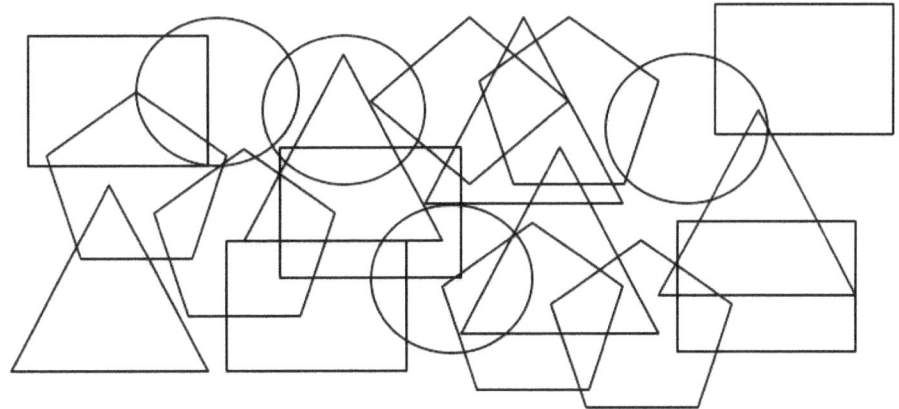

RESPUESTAS

41. Enlace los números de la columna central con las sumas que tengan igual resultado.

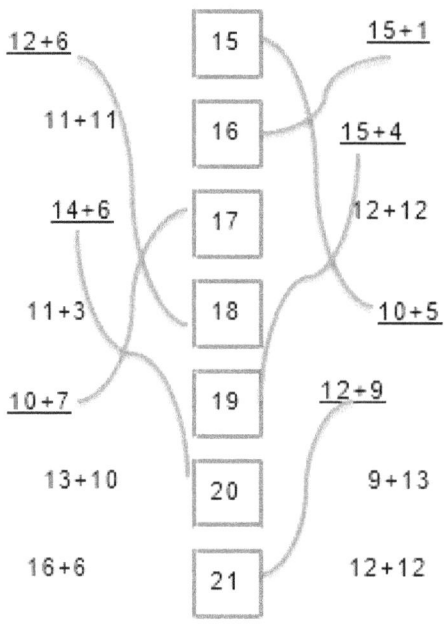

12+6   15   15+1

11+11   16   15+4

14+6   17   12+12

11+3   18   10+5

10+7   19   12+9

13+10   20   9+13

16+6   21   12+12

42. Una de estas palabras es diferente al resto. Indique cuál y por qué.

Porque no acaba en ia

Alubia	Acaricia
Aria	Anestesia
Abrevia	Agria
Agraria	Arteria
Amnesia	Atrofia
Acacia	Agobia
Amplia	Alpina
Agraria	Arritmia
Argucia	Ausencia
Alquimia	Analgesia

43. Descubra una palabra leyendo de derecha a izquierda.

Porcelana

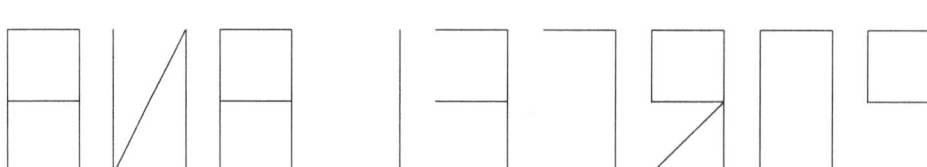

RESPUESTAS

44.Señale con el mismo número en ambas columnas las palabras que contienen las mismas letras.

1	COMIAN	3	BALCÓN
2	LLAVERO	5	MORDÍA
3	BLANCO	9	CURADO
4	CONEJO	13	MORERÍA
5	DORMÍA	7	PANTERA
6	MOLINO	10	RESPETO
7	APARTEN	1	CAMIÓN
8	TAPADERA	14	ORIENTAR
9	CUADRO	11	DECLARAN
10	PÉTREOS	4	ENCOJO
11	CARDENAL	12	ACERTAR
12	CARRETA	8	APRETADA
13	ROMERÍA	6	INMOLÓ
14	ANTERIOR	2	LLOVERÁ

45.Subraye dos números consecutivos que suman 60

20	30	41	58
23	62	38	22
32	46	23	42
23	35	25	23
26	23	31	63
23	43	57	35
36	24	44	59
23	24	23	52
39	23	47	13
54	61	33	56
23	40	48	23
28	53	23	27
55	26	34	23
23	29	50	45

46. Empieza por p. ¿Qué palabra es?   Pandilla

Grupo de amigos que suelen reunirse para divertirse en común.

RESPUESTAS

47. Coloree treinta y dos casillas del cuadrado grande dibujado a la derecha de modo que en cada fila y en cada columna solo aparezcan coloreados cuatro cuadros.

(Hay más de una solución)

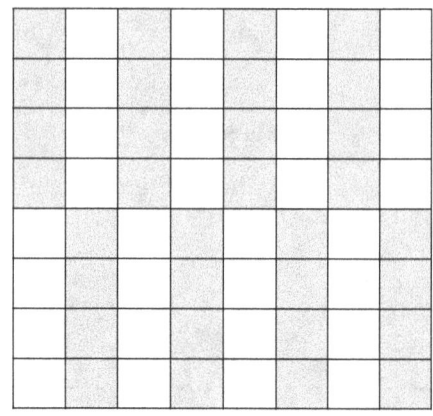

48. nserte las palabras de la derecha en los cuadros vacíos, teniendo en cuenta la posición de la letra.

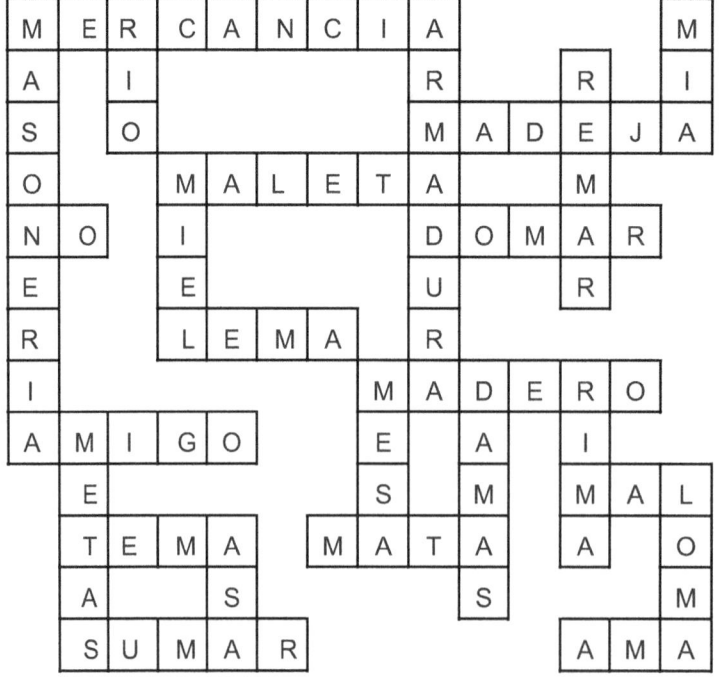

Mercancía, mía, madeja, maleta, domar, masonería, no, miel, lema, armadura, río, madero, mesa, amigo, metas, tema, sumar, asa, mata, damas, rima, mal, remar, loma, ama.

RESPUESTAS

49. Descubra una adivinanza completando las letras que faltan y escriba a continuación la solución.

LA MADRE DE JUAN TUVO CINCO
HIJOS. AL PRIMERO, LE LLAMÓ
LELO; AL SEGUNDO, LE LLAMÓ
LILO; AL TERCERO, LULO; Y AL
CUARTO, LALO. ¿CÓMO LLAMÓ
AL QUINTO? Juan

50. usque 4 cuadros con 4 números que sumen juntos 110, tal como se indica en el ejemplo del ángulo superior derecho.

20	42	12	71	65	15	90	45	11	33	7	16	51
13	25	14	54	11	16	70	62	96	8	52	42	7
28	45	20	81	23	8	80	63	17	16	30	90	26
80	35	10	35	10	99	30	14	16	70	56	81	90
10	5	11	88	22	48	65	58	15	27	15	49	21
75	30	37	95	25	15	41	19	97	17	50	50	42
8	18	28	98	10	9	23	17	5	26	34	30	54
17	25	15	81	68	57	12	84	36	31	19	41	82
23	35	94	33	74	46	34	39	93	55	92	74	33

RESPUESTAS

51. Escriba palabras con sentido añadiendo una consonante a cada vocal.

BO CA	BO LA	BO TA	CO CA	CO SA
FO CA	GO TA	LO N A	N O TA	M O N A
M O TA	PO CA	RO SA	SO GA	TO GA

52. Escriba en cada fila palabras que se correspondan con el enunciado escrito a la izquierda y comiencen por las letras indicadas debajo .

	<u>A</u>	<u>M</u>	<u>S</u>	<u>T</u>
Deportes	Alpinismo	Motociclismo	Senderismo	Tenis
Profesiones	Abogado	Médico	Socorrista	Traductor
Países	Alemania	México	Siria	Tailandia
Árboles	Abedul	Manzano	Sauce	Tejo
Muebles	Armario	Mesa	Silla	Taburete

53. Indique el número adecuado de la derecha que completa la secuencia de la izquierda.

46... 56... 66... 76... 86... 96...	86	26	**106**	116
19... 28... 37... 46 55... 64...	23	**73**	93	43
21... 42... 63... 84... 105... 126...	47	57	87	**147**

RESPUESTAS

54. Ordene los siguientes números de menor a mayor.

48, 123, 576, 835, 1254, 5742, 6409, 7943, 8567, 8650,

10045, 11671, 12333, 14612, 15672, 16345, 20010, 21347.

835	11671	5742	48	6409	15672
12333	123	20010	16345	576	8567
8650	10045	1254	14612	21347	7943

55. Escriba a la derecha cuantos puntos hay de cada tipo en estasfichas de dominó y averigüe el resultado de su suma.

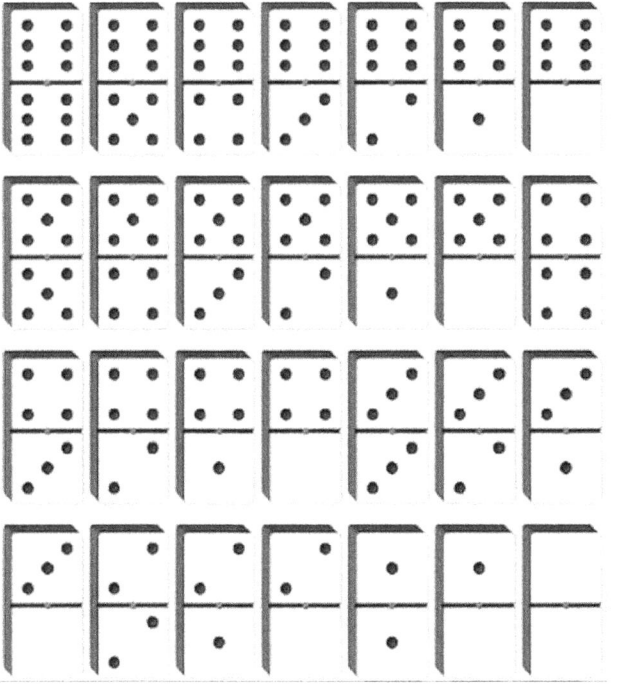

8 x 6 =	4 8
8 x 5 =	4 0
8 x 4 =	3 2
8 x 3 =	2 4
8 x 2 =	1 6
8 x 1 =	8
Total......	1 6 8

RESPUESTAS

56. Coloree el nombre de 10 profesiones escondidas en el cuadro.

A R C E D T A P O T V E N D E D O R A C A S I N
A C T O R P A R E T O L A N D I M O N O S E W A
C A C O C I N E R O R E P I T A X I S T A B A N
M I Ñ O T E R I J E N O S I N C O N D U C T O R
N M Ú S I C O A S I T N O R I T E C A L O N I S
A M E P O N I L F A C A R T E R O C A S E J O T
A B I A L B A Ñ I L L O N T T A W N I R O M E S
L O R I N A J E T I V O S A R P I N T E C A D E
N A P I L O T E D O R I N B A I L A R Í N A M I
L M I L I T A R L A P E N I T V I S U N T E R N

57. señale cuales de las figuras inferiores son iguales.

4 y 5

1   2   3   4   5   6

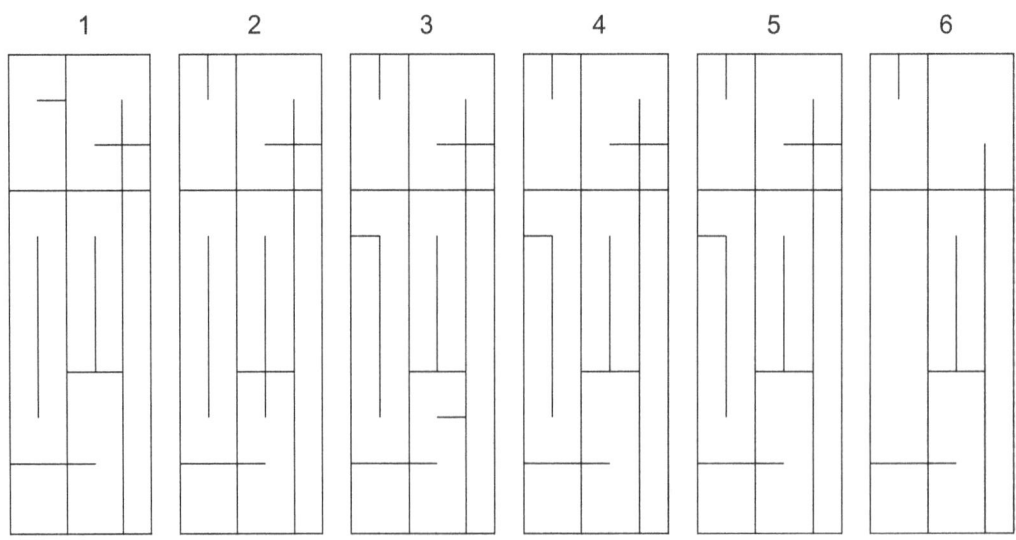

RESPUESTAS

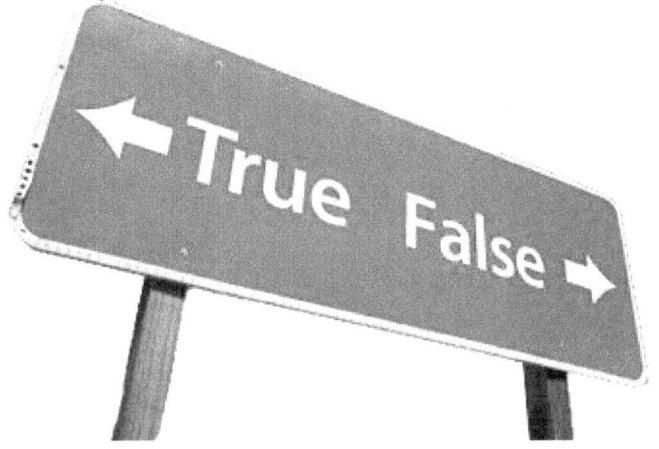

1. ¿Verdad o Bulo? Identifica cuál de estas frases es falsa

a. *Los músculos de nuestros ojos se mueven aproximadamente 100.000 veces al día.* **VERDAD**

   Para que los músculos de la pierna hagan la misma cantidad de ejercicio, deberías caminar aproximadamente 80 km por día.
   Fuente: https://medicaloptica.es/blog/curiosidades-de-losglobos-oculares/

b. *Debes hablar un idioma antes de aprender otro.* **BULO**

   Los niños que aprenden inglés al mismo tiempo que aprenden castellano, francés o el idioma que sea. No confunden un idioma con el otro y no se desarrollan más despacio. Las áreas del cerebro no compiten por los recursos para aprender uno u otro idioma. En realidad, los niños pequeños que aprenden dos idiomas, incluso al mismo tiempo, obtienen un mejor conocimiento generalizado de la estructura del lenguaje como un todo.
   Fuente:
   https://www.ambientum.com/ambientum/ciencia/mitoscerebro-humano.asp

c. *Tenemos más de 60.000 pensamientos al día.* **VERDAD**

Según estudios científicos, se estima que tenemos unos 60.000 pensamientos diarios y la mayoría son negativos, repetitivos y del pasado.
Fuente:
https://www.lavanguardia.com/vida/20120321/5427176
9272/sharon-koenig-ciclos-del-alma-entrevista.html

2. ¿Verdad o Bulo? Identifica cuál de estas frases es falsa

a. *Los mensajes subliminales nos ayudan a aprender.* **BULO**

Un estudio publicado en la revista *Nature Communications* descubrió que escuchar grabaciones de vocabulario mientras duerme podría mejorar la capacidad de una persona para recordar las palabras. Este fue solo el caso **de personas que ya habían estudiado dicho vocabulario.**

Los investigadores concluyeron que escuchar información mientras dormimos **no puede ayudarnos a aprender cosas nuevas**, pero quizás mejore la recuperación de la información aprendida anteriormente.
Fuente:
https://www.ambientum.com/ambientum/curiosidades/mit
ossobre-el-cerebro-humano-asp.asp

b. *Nuestro aroma es tan único como nuestras huellas digitales.* **VERDAD**

Cada persona tiene su aroma único, debido a las feromonas. **Excepto los gemelos** idénticos, que tienen exactamente el mismo olor. Hablando de esto, vale aclarar: según la ciencia, las mujeres siempre huelen mejor que los hombres. Y la nariz puede recordar hasta 50.000 aromas.

Fuente: https://www.casinogoldenpalace.com.pe/50-datoscuriosos-sobre-el-mundo-que-te-fascinaran/

c. *Puedes ver un óvulo a simple vista. VERDAD*

El espermatozoide masculino es la célula más pequeña del cuerpo. En contraposición, el ovulo femenino es la más grande. De hecho, el óvulo es la única célula del cuerpo lo suficientemente grande como para poder verse a simple vista.

Fuente: https://es.quora.com/Se-puede-ver-un-%C3%B3vulo-asimple-vista

3. ¿Verdad o Bulo? Identifica cuál de estas frases es falsa

---

a. *Si te cortan el dedo meñique tu mano perdería el 50% de la fuerza. VERDAD*

Cada parte del cuerpo tiene un sentido dentro del contexto. Por ejemplo, el dedo meñique. Aunque pueda parecer insignificante, si de pronto no lo tuvieras, tu mano perdería el 50% de su fuerza.

Fuente: https://esasombroso.com/sin-tu-dedo-meniqueperderias-el-50-de-la-fuerza-de-tu-mano/

b. *Lo que hay en la mayoría del polvo no es piel sino cacas de ácaros.* **VERDAD**

Hay piel humana, pero las fuentes más habituales de polvo son la arena, la harina o los deshechos de insectos. Toda la piel muerta que perdemos llenaría un paquetito de harina, es decir, que perdemos bastante, sin embargo, es un alimento muy suculento para los ácaros del polvo.

Fuente: https://www.xatakaciencia.com/sabias-que/la-mayoriadel-polvo-de-tu-casa-no-es-piel-muerta-de-tu-cuerpo-sinocacas-de-acaro

c. *Los hombres y las mujeres aprenden de forma diferente.* **BULO**

Ninguna investigación ha demostrado diferencias específicas de género en cómo las redes de neuronas se conectan cuando aprendemos nuevas habilidades. Incluso si eventualmente surgen algunas diferencias de género, es probable que sean pequeñas y estén basadas en promedios. En última instancia, **no sabemos lo suficiente sobre el cerebro para sacar conclusiones** significativas sobre cómo aprenden hombres y mujeres.

Fuente:

https://www.ambientum.com/ambientum/ciencia/mitoscere bro-humano.asp

4. **Las uñas crecen más rápido en verano ¿Verdad o Bulo?**

VERDAD

Las uñas de las manos crecen más rápido que las de los pies. Al igual que el cabello, las uñas crecen más rápido durante el verano que durante el invierno.

Fuente: https://kidshealth.org/es/teens/skin-hair-nails-esp.html

5. **La lengua de cada persona también es una marca de identidad. De hecho, tiene huellas únicas e irrepetibles. ¿Verdad o Bulo?**

VERDAD

Fuente: https://notigram.com/viral/la-lengua-es-unica-y-conhuellas-irrepetibles-20200526-168633

6. **¿Verdad o Bulo? Identifica cuál de estas frases es falsa**

a. *Los hombres y mujeres escuchan de manera diferente. VERDAD*

La manera en que los hombres y las mujeres piensan, actúan y toman decisiones es diferente. Los investigadores de la Escuela de Medicina de la Universidad de Indiana descubrieron que estas diferencias se aplican incluso en la manera en que ambos sexos escuchan. **Los hombres procesan sonidos con un solo lado del lóbulo temporal del cerebro**, mientras que las mujeres usan ambos lados para este propósito.

Fuente: https://notigram.com/orale-que-increible/los-hombres-ylas-mujeres-escuchan-diferente-20200527-169716

b. *Se forma un nuevo pliegue en el cerebro cada vez que aprendemos algo. BULO*

El cerebro humano está cubierto por pliegues, comúnmente conocidos como 'arrugas'. Algunas personas creen que se forma un nuevo pliegue o surco cada vez que una persona aprende algo nuevo. No es cierto. El cerebro comienza a desarrollar estas 'arrugas' antes de nacer y este proceso continúa durante toda la infancia. Lo que sí es cierto es que el **cerebro hace nuevas conexiones constantemente y rompe las antiguas, incluso en la edad adulta.**
Fuente: https://www.ambientum.com/ambientum/ciencia/mitoscerebro-humano.asp

c. *En el mundo hay más de 10 mil tipos de tomates. VERDAD*

¿Creías que se limitaba al tomate "redondo", "perita" y "cherry"? Pues no, la lista es enorme y se amplía permanentemente. El tomate proviene de la cultura azteca, pero su adaptabilidad a distintos tipos de ambientes lo hizo popular en todo el mundo. Justamente porque su cultivo se ha expandido y adaptado a todo tipo de necesidades, es que existen tantas especies.

Fuente: https://www.diariodequeretaro.com.mx/doblevia/ecologia/sabias-que-existen-mas-de-10-mil-tipos-detomates-4734585.html

7. ¿Verdad o Bulo? Identifica cuál de estas frases es falsa

a. *La nuez moscada en grandes cantidades puede ser letal.* **VERDAD**

También puede provocar daños hepáticos si se consume regularmente y en grandes cantidades, además de alucinaciones, náuseas, deshidratación y dolores generalizados, la llamada psicosis de la nuez moscada

Fuente: https://elnacional.com.do/la-nuez-moscada-lado-buenolado-malo/

b. *Las manzanas están compuestas por un 25% de aire.* **VERDAD**

Haz la prueba y tira una manzana en un bote de agua. Verás que la fruta flota. Esto se debe a que están compuestas hasta en un 25% por aire. Según un estudio publicado en Journal of Experimental Botany, esto ocurre para que la fruta crezca.

Fuente: https://www.frutas-
hortalizas.com/Frutas/Presentacion-Manzana.html

c. *Si cargas el móvil toda la noche te cargas la
batería.* **BULO**

¿Cuántas veces has oído esta frase? Este mito es
claramente falso. Hoy en día, cargar el teléfono
toda la noche no estropeará la batería del
mismo. Sí que es cierto que, hace años, la
sobrecarga de las baterías de los teléfonos
podría sobrecalentarlos o desgastar su ciclo de
vida. Afortunadamente, tanto los teléfonos
inteligentes como las baterías han avanzado
significativamente desde entonces, así que no
tienes por qué preocuparte.
Fuente:
https://www.larazon.es/tecnologia/20200514/sxbr7iyf3zc
alfazmv4oqp5eru.html

8. ¿Verdad o Bulo? Identifica cuál de estas frases es falsa

a. *El estrés laboral afecta más a las mujeres que a
los hombres.* **VERDAD**

De hecho, sometidas a los mismos niveles de
estrés que sus compañeros masculinos, las
mujeres tienden a adquirir más malos hábitos,
como llevar una vida sedentaria, comer grasas y
azúcares en exceso, fumar y consumir
demasiada cafeína.

Fuente: https://identidad.21.edu.ar/el-estres-afecta-mas-a-lasmujeres-que-a-los-varones/

b. *El ordenador debe apagarse todas las noches para que funcione correctamente.* **BULO**

Apagar el ordenador todas las noches no afecta el funcionamiento del dispositivo. Si aún tienes un PC de la década de 1990, posiblemente puedas extender su vida útil un poco más apagándolo todas las noches, pero incluso esto es discutible. Los ordenadores modernos tienen menos componentes mecánicos y mejor administración de energía que las máquinas antiguas. Estos avances minimizan los efectos de apagado y reinicio. Si bien el dispositivo deberá reiniciarse ocasionalmente para instalar actualizaciones, no es necesario que se apague todas las noches.

Fuente: https://www.elkilombonews.com/mitos-de-internet-queseguro-todavia-crees/

c. *Los Mac no pueden contraer virus.* **BULO**

Es un mito muy extendido por la red. Si bien es cierto que no ocurre tan a menudo como con los PCs, sí que pueden contagiarse de virus informáticos. Este mito probablemente proviene de años pasados cuando la participación de mercado de Apple era mucho menor y, por tanto, las posibilidades de contagio, también menores. ¿Por qué? Los Mac iniciales tenían dos grandes ventajas para mantenerse libres de virus: en primer lugar, era más difícil acceder al código fuente. En segundo lugar, el porcentaje de personas con Mac era tan pequeño que no valía la pena crear un virus para ellos. Hoy en día, sí están en todas partes.'

Fuente: https://www.elkilombonews.com/mitos-de-internet-queseguro-todavia-crees/

9. El wifi puede provocar cáncer ¿Verdad o Bulo?

BULO

El wifi, esa tecnología que permite que podamos conectarnos a Internet de forma inalámbrica, está por todas partes y, durante mucho tiempo, existieron muchos rumores en la red acerca de si resultaba perjudicial para nuestra salud. Es probable que aún haya personas que así lo crean. Esta tecnología utiliza la radiación electrónica con menos energíá, esto es, las ondas de radio y microondas, que no tiene ningún efecto nocivo para la salud.

Fuente:
https://elpais.com/elpais/2018/10/29/ciencia/15408332 21_960561.html

10. ¿Verdad o Bulo? Identifica cuál de estas frases es falsa

a. *El Titanic no era conocido antes del accidente como "el insumergible". **VERDAD***

En la versión digital del diario BBC Mundo, el profesor de sociología cultural del *King´s College* de Londres, Richard Howells, ha afirmado hace menos de una semana que este es la mayor mentira que rodea al «Titanic». En sus palabras, es falso que la sociedad pensara que era insumergible. «Es un mito retrospectivo que genera una mejor historia».
Fuente:
https://es.wikipedia.org/wiki/Mitos_y_leyendas_acerca_del_RMS_Titanic#Antes_del_hundimiento

b. *Las zanahorias eran púrpuras. **VERDAD***

La zanahoria parece remontarse al 3000 a. C., en Afganistán. En aquel tiempo solían ser púrpuras por fuera y amarillas por dentro. De hecho, la primera zanahoria naranja se produjo artificialmente en Holanda, en el siglo XVI, para coincidiera con el color de la casa real holandesa.
Fuente: https://www.xatakaciencia.com/quimica/las-zanahoriasson-de-color-naranja-gracias-al-patriotismo-de-holanda

c. *Las primeras almohadas eran de piedra. **VERDAD***

Cuando se habla de almohada, la primera asociación mental que la gente de hoy tiene es la de un cojín blando y suave sobre el cuál poner la cabeza a la hora de dormir. Pero la primera almohada surgió en Mesopotamia. Allí las almohadas, eran de piedra y tenían un uso ligeramente diferente al que le damos hoy en día. Básicamente, **servían para mantener lejos de la boca, la nariz y las orejas a los insectos** a la hora de dormir.

Fuente: https://www.maxcolchon.com/informacion/cuando-seinvento-la-almohada/

---

11. Imposible abrir las puertas de un avión en pleno vuelo ¿Verdad o Bulo?

VERDAD

La apertura de puertas en pleno vuelo es imposible por pura física. La altura a la que vuelan los aviones unidos a la velocidad a la que se desplazan hacen que la presión en el exterior sea menor que en el interior. Las puertas están diseñadas para abrirse hacia dentro, no hacia fuera de modo que es imposible que se abran por muy fuerte que tire una persona. De hecho, cuanto más alto vuela el avión, más selladas quedan sus puertas.

Fuente:
https://www.muyinteresante.es/innovacion/fotos/fotosmito
s-leyendas-urbanas-aviones/fotos-abrir-puertas-avion-
plenovuelo___7

12. ¿Verdad o Bulo? Identifica cuál de estas frases es falsa

a. *La risa no es exclusiva del ser humano.* **VERDAD**

Nuestros antepasados primates ya se reían a carcajadas motivadas por los juegos y las bromas hace 16 millones de años. Para llegar a esta conclusión, investigadores de la Universidad de Portsmouth (Reino Unido) recopilaron 800 grabaciones de bebés humanos y ejemplares de simios (chimpancés, bonobos, orangutanes y gorilas) mientras les hacían cosquillas.
Fuente: https://www.abc.es/ciencia/abci-diez-
historiassorprendentes-animales-
201210230000_noticia.html

b. *Las cosquillas pueden matar.* **VERDAD**

La situación de estrés que produce el cosquilleo también puede ocasionar un fallo cardíaco, eso sí, siempre y cuando la persona parezca alguna dolencia en el corazón. Estos casos son muy extraños en la literatura médica.

Fuente:
https://blogs.20minutos.es/yaestaellistoquetodolosabe/lasc
osquillas-pueden-matar/

C. *El epitafio de Groucho Marx dice: 'disculpen que no me levante'. BULO*

Se trata de una tergiversación que se hizo de las declaraciones del propio Groucho en una entrevista, años antes de su muerte, en la que declaraba que le gustaría tener ese mismo epitafio, en clave de humor. Pero a la muerte del cómico, en 1977,fue enterrado en Eden Memorial Park, donde descansa bajo una lápida donde simplemente figura su nombre, la fecha de nacimiento y muerte, y una estrella de David.
Fuente:
https://blogs.20minutos.es/yaestaellistoquetodolosabe/dis
culpeque-no-me-levante/

13. ¿Verdad o Bulo? Identifica cuál de estas frases es falsa

a. *Elvis inventó el rock. BULO*

Es una teoría muy interesada esta de que Elvis inventó el rock, sobre todo en los años 50 y 60, cuando la industria del rock explotó y había mucho dinero en juego. Elvis era blanco, guapo, patriota, de clase humilde. O sea, el sueño americano hecho carne. Él era el único que podría convencer a los padres para que comprasen esa música del diablo a sus hijos, además de a las potentes emisoras de radio y televisión. Elvis era una marca blanca de algo muy satánico, como era el rock and roll. Pero no, el rock, como casi todos los géneros musicales perdurables, lo inventaron los afroamericanos.

Fuente:

https://elpais.com/elpais/2018/09/05/icon/1536142770_672955.html

b. El alcohol produce más sensación de embriaguez en los aviones. *VERDAD*

La cantidad de alcohol en sangre es la que realmente determina los niveles de intoxicación etílica de una persona. La presión de la cabina durante el vuelo es aproximadamente la misma que a unos 2.500 metros de altura, lo que supone un ligero descenso de la cantidad de oxígeno que puede llegar a nuestro torrente sanguíneo. A este respecto, **al llegar menos oxígeno al cerebro** a causa de la altitud y la presión, **se puede incrementar la sensación de embriaguez**.

Fuente:

https://www.muyinteresante.es/innovacion/fotos/fotosmitos-leyendas-urbanas-aviones/fotos-alcohol-afectaaviones___24

c. *Los grillos se ponen alegres con el verano.*
VERDAD

La próxima vez que escuches el sonido de los grillos cantando en una cálida noche de verano, ¿por qué no pruebas este simple truco para averiguar la temperatura que hace? La frecuencia de los chirridos de un grillo es consistente con la temperatura del aire, por lo que simplemente necesitamos es contar cuántos chirridos hay durante más de 25 segundos, luego dividir por 3 y agregar 4 para indicar la temperatura en grados Celsius. Esa es la temperatura que hace.

Fuente:

https://www.bolsamania.com/capitalbolsa/noticias/destacadas/curiosidades-cientificas-sobre-el-verano–6985672.html

14. Las zanahorias son buenas para la vista ¿Verdad o bulo?

BULO

Su origen tiene que ver con una historia de secretismo bélico durante la Segunda Guerra Mundial. La creencia popular de que las zanahorias son buenas para la vista es en realidad un mito, cuyo origen tiene que ver con una historia de secretismo bélico durante la Segunda Guerra Mundial.

Es cierto que las zanahorias poseen virtudes para la salud: por ejemplo, su piel (al igual que otras hortalizas anaranjadas o rojizas) posee beta-caroteno, un pigmento que proporciona aproximadamente el 50% de la vitamina A requerida en la dieta, según la Biblioteca Nacional de Medicina de los Estados Unidos. No obstante, no se ha observado nunca una relación directa entre la absorción de las propiedades de las zanahorias y una mayor capacidad/salud visual.

Fuente:

https://www.muyhistoria.es/curiosidades/preguntasrespuestas/de-donde-viene-el-mito-de-que-las-zanahorias-sonbuenas-para-la-vista

15. ¿Verdad o Bulo? Identifica cuál de estas frases es falsa

a. *En verano el pene crece.* **BULO**

El "síndrome del pene de verano" no es tal. Básicamente no se trata de que en verano el pene crezca, sino que, debido a las altas temperaturas de los meses estivales, el pene masculino parece más grande de lo habitual en estado flácido, pero tiene exactamente el mismo tamaño que cuando es invierno.

¿Entonces? Los grados de más en el ambiente hacen que pueda llegar a parecer en estado flácido un poco más grande de lo habitual. Así las cosas, sea verano o invierno, el tamaño del pene es siempre el mismo.

Fuente: https://www.muyinteresante.es/ciencia/fotos/curiosidadesci
entificas-sobre-el-verano

b. *La nariz humana puede detectar más de un billón de olores.* **VERDAD**
Fuente: https://www.abc.es/ciencia/20140320/abci-
narizhumana-puede-distinguir-201403201723.html

c. *George Washington usaba una dentadura postiza fabricada con marfil de hipopótamo.* **VERDAD**
Fuente:
https://www.muyhistoria.es/curiosidades/preguntasrespues
tas/ide-que-estaba-hecha-la-dentadura-postiza-de-
georgewashington

16. ¿Verdad o Bulo? Identifica cuál de estas frases es falsa

a. *La Coca-Cola originalmente era de color verde.* **VERDAD**

El 5 de mayo de 1886 nació la Coca-Cola. Tras vender la fórmula por pocas ventas, el nuevo dueño, Asa Grigs Candler, le cambió el color verde por el negro para asociarla a los caramelos, ya que estos dulces, en la época, tenían ese color
http://www.diazdevillalba.com/noticias/la-coca-cola-erade- color-
verde

b. *Las moscas viven 24 horas. BULO*

Una mosca común adulta vive de 15a 25 días; pero en condiciones óptimas llega a superar los 60 días. La vida de una mosca depende principalmente de la temperatura y del acceso al alimento
Fuente:
https://www.muyinteresante.com.mx/sociedad/cuantotiempo-viven-las-moscas/

c. *Los romanos crearon la jubilación. VERDAD*

Los primeros beneficiados fueron los veteranos de las legiones, que, al cumplir los 45, abandonaban el servicio y recibían una asignación y una pequeña parcela.
Fuente:
https://historiasdelahistoria.com/2009/11/23/lajubilacion-un-invento-de-los-romanos

17. Los rubios tienen más pelo que los morenos. ¿Verdad o Bulo?

VERDAD

Los rubios tienen más cabellos que los morenos y éstos, más que los pelirrojos. Las personas rubias cuentan, de media con unos 150.000 cabellos, las castañas 110.000, las de pelo negro 100.000 y los pelirrojos 90.000.
Fuente: https://revistaplacet.es/pelo

18. ¿Verdad o Bulo? Identifica cuál de estas frases es falsa

a. *Los primeros en usar papel higiénico fueron los chinos, en el s. II a. C.* **VERDAD**

Fuente:

https://www.20minutos.es/noticia/4390913/0/listacuriosi dades-vida/

b. *El cerebro de un gato se parece en un 90% al de un ser humano.* **VERDAD**

Fuente:

https://www.elperiodico.com/es/extra/20170808/40curio sidades-gatos-6213822

c. *Nos tragamos ocho arañas al año mientras dormimos.* **BULO**

Tal y como recoge Snopes, el mito ya se desmintió en un libro de 1954, aunque se resiste a morir. Snopes cita a Scientific American, que asegura que **las arañas probablemente encuentran aterrador a un humano dormido**. Menos mal. Mental Floss desmenuza la leyenda urbana en este artículo, que hace referencia a que Snopes explica que su difusión reciente se debe a un artículo de la revista PC Professional de 1993, que **quería demostrar que nos creemos cualquier cosa que nos envían por mail**. La autora, Lisa Holst, propuso su propia lista de hechos inventados y ridículos. Pero en internet nadie ha conseguido encontrar a Lisa Holst.

Fuente:
https://www.cuatro.com/noticias/curiosidades/comemosara
nas-dormimos-cientificos-
desmontan_0_2469075983.html

19. Los delfines, los primates y los perros se reconocen frente a un espejo. ¿Verdad o bulo?

BULO

Los únicos animales que se reconocen frente a un espejo son: los delfines los chimpancés, los elefantes y las urracas.

Fuente: https://okdiario.com/curiosidades/que-
especiesreconocen-si-mismos-espejo-4177664

20. ¿Verdad o Bulo? Identifica cuál de estas frases es falsa

a. *El 80% de los musulmanes en Europa vive de la asistencia social.* **BULO**

El origen del bulo, el vídeo de la entrevista que Yahya Abu Zakariya realizó al investigador egipcio Ali Abd al-Aal el 12 de octubre de 2012 se puede consultar en el sitio web de MEMRI (Instituto de Investigación de Medios de Información en Medio Oriente). Es una organización que realiza en forma habitual traducciones al inglés de retransmisiones de televisiones árabes.

En la entrevista original, el entrevistador dice: «Hoy, si vas a Occidente y recorres el continente europeo, donde hay 50 millones de musulmanes el 80% de estos musulmanes son mendigos que viven del bienestar occidental. En otras palabras, el europeo paga impuestos y el estado le da dinero al musulmán para comprar comida».

Fuente: https://www.newtral.es/bulo-musulmanes-asistenciasocial-europa/20200902/

b. *Los bulos se duplicaron en España después del estado de Alarma a través de WhatsApp.* **VERDAD**

Fuente: https://theconversation.com/los-bulos-se-duplicaron-enespana-un-mes-despues-del-estado-de-alarma-y-whatsapp-esuno-de-los-grandes-responsables-142891

c. *Bruselas (año 2020) ofrece a los Estados 6.000 euros por cada migrante que acojan los países miembros de la UE.* **VERDAD**

Año 2018. Bruselas ensaya de nuevo la fórmula del cheque para fomentar el reparto de migrantes en Europa. Los Estados miembros dispuestos a acoger a personas desembarcadas en cualquier punto de la UE recibirán 6.000 euros comunitarios por cada una. Con esta propuesta, inmediata y de carácter voluntario,

Bruselas intenta aplacar el malestar de los países del sur —en particular de Italia— por la gestión de todos los migrantes arribados a sus costas. Además, el Ejecutivo comunitario financiará los llamados centros controlados para evaluar con celeridad a los recién llegados. Fuente: https://elpais.com/internacional/2018/07/24/actualidad/1532446599_238034.htm

21. Donald Trump hizo una oferta para comprar las islas Canarias ¿Verdad o Bulo?

BULO
Fuente: https://www.lancelotdigital.com/vida-social/bulos-en-lared-desde-que-donald-trump-quiere-comprar-canarias-hasta-quemetallica-tocara-en-arrecife

22. ¿Verdad o Bulo? Identifica cuál de estas frases es falsa

a. Más de 1.000 aves mueren anualmente por estrellarse contra ventanas. VERDAD

Las cifras divulgadas de choques de aves contra ventanas son sorprendentes. Se suele decir que entre 100 millones y 1.000 millones de aves mueren cada año de esa manera en Estados Unidos.

Fuente:
https://www.bbc.com/mundo/noticias/2013/05/130505_
pajaros_muertos_ventanas_jp

b. *Tras el confinamiento por la Covid-19, aparecen cisnes en las aguas de los canales de Venecia.* **BULO**

El 16 de marzo de 2020 un usuario de Twitter llamada Kaveri Ganapathy publicó un controvertido tweet en el que aseguraba que los cisnes habían vuelto a los canales de Venecia, una publicación que se volvió viral y que llegó a alcanzar el millón de likes. "*He aquí un efecto secundario de la pandemia*" -rezaba el texto-. "*El agua que luye por los canales de Venecia es clara por primera vez. Los peces son visibles, y los cisnes regresaron.*"
Fuente:
https://www.nationalgeographic.com.es/naturaleza/bulosan imales-durante-con inamiento-por-coronavirus_15468

c. *Los cocodrilos comen piedras porque les ayuda a sumergirse en el agua.* **VERDAD**

Lo cierto es que algunos cocodrilos tragan piedras por accidente, pero la mayoría de ellos lo hacen porque les da el necesario lastre que les ayuda a sumergirse en el agua.
http://www.piensosplus.es/blog/las-cosas-masraras-y-sorprendentes-que-hacen-los-animales-i/

23. ¿Verdad o Bulo? Identifica cuál de estas frases es falsa

a. *Las serpientes son sordas.* **BULO**

Aunque queden hipnotizadas por el movimiento de la lauta, las serpientes no son sordas. No tienen oído externo ni martillo, pero oyen gracias a las vibraciones que llegan a su cráneo y a su piel. Esto les permite oír las vibraciones que se transmiten a través del suelo y también los sonidos graves que llegan por el aire

Fuente:
https://verne.elpais.com/verne/2015/05/08/articulo/1431097551_315644.html

b. *Un hombre llamado Charles Osborne tuvo hipo durante 69 años.* **VERDAD**

Osborne nació en Anthon, Iowa (EEUU) y fue inscrito en el Libro Guinness de los Récords como el hombre con el mayor ataque de hipo de la historia. El espasmo involuntario le sobrevino en 1922, mientras pesaba un cerdo para sacrificarlo, y se prolongó durante nada más y nada menos que 68 años.

Fuente: https://www.abc.es/tecnologia/abci-ataque-hipo-largo-201109190000_noticia.html

c. *Parpadeamos más de 4.000.000 de veces en un año.* **VERDAD**

Los seres humanos parpadeamos más de 14.000 veces al día; una media de unas 17 veces por minuto. Un promedio de 4.200.000 de veces al año.

Fuente: https://medicaloptica.es/blog/cuantas-veces-tenemosparpadeo-de-ojos/

24. ¿Verdad o Bulo? Identifica cuál de estas frases es falsa

a. *Si tragas un chicle tardas mucho en digerirlo porque quedan pegados en el estómago.* **BULO**

Esta advertencia que todos oímos de niños es falsa Los chicles no se quedan pegados al estómago o a los intestinos, ni tardan más en ser eliminados, a pesar de que, como recuerda Snopes, "llegan al otro lado sin cambios sustanciales".
Fuente:
https://verne.elpais.com/verne/2015/05/08/articulo/1431 097551_315644.htm

b. *Más gente usa cepillos de dientes azules que de color rojo.* **VERDAD**

Si te decidiste por comprar un cepillo de dientes azul, significa que eres parte del 63% de las personas, frente al 37, que optó por el rojo; los dos colores más populares cuando se trata de higiene dental.

Fuente: https://es.noticias.yahoo.com/los-colores-noscondicionan-al-comprar-tambi%C3%A9n-142227427.html

c. *Los búhos son las únicas aves que pueden ver el color azul. VERDAD*
Fuente: https://diariolavoz.net/2015/06/30/sabia-que-losbuhos-son-las-unicas-aves-que-pueden-ver-el-color-azul/

25. Mejor dejar encendidos los fluorescentes que apagarlos y encenderlos un tiempo si quieres ahorrar energía ¿Verdad o bulo?

BULO

Consumen más energía al encenderse, pero no tanta como para compensar.
Fuente: https://www.consumer.es/bricolaje/dejar-encendidos-lostubos-fluorescentes-para-ahorrar-energia-un-mito.html

26. ¿Verdad o Bulo? Identifica cuál de estas frases es falsa

a. *El gel hidroalcohólico puede explotar si lo exponemos a altas temperaturas. BULO*

Corrió como la pólvora en Twitter, Facebook o WhatsApp, así como en varios países del mundo. En ella aparecía la puerta de un vehículo quemada debido a, tal y como indicaba el mensaje que acompañaba a la imagen, "la explosión de un bote de gel hidroalcohólico tras haber permanecido éste expuesto a elevadas temperaturas durante un determinado periodo de tiempo". "Si bien es cierto que el gel hidroalcohólico que normalmente utilizamos para lavarnos las manos contiene etanol, su cantidad (generalmente nunca por encima del 70% del contenido) así como su mezcla con otras sustancias como el agua destilada o el peróxido de hidrógeno lo hacen completamente inofensivo.

Fuente:

https://www.eleconomista.es/status/noticias/10924175/1 2/20/Lo s-5-principales-bulos-sobre-el-gel-hidroalcoholico-que-hay-quedesmentir-para-pasar-un-Navidad-segura.html

b. *Los aparatos electrónicos consumen si no los desenchufas. VERDAD*

Existe una vieja leyenda urbana que dice que los aparatos electrónicos consumen energía y electricidad si están enchufados, aunque no estén encendidos y es CIERTA.

Fuente:

https://computerhoy.com/noticias/hardware/aparatoselectr onicos-consumen-si-no-desenchufas-7288

c. *El arroz puede secar los aparatos mojados.*
VERDAD

¿Pensabas que era un mito? Pues a mí se me cayó un móvil "insumergible" al agua y pude salvar su vida gracias al arroz.

Fuente: https://computerhoy.com/noticias/moviles/arroz-puedesecar-aparatos-mojados-7329

27. ¿Verdad o Bulo? Identifica cuál de estas frases es falsa

a. *Con una olla se puede ampliar la señal wifi.* **VERDAD**

Desde *Computer Hoy,* han probado tanto con una olla como con papel de plata y afirman que SI funciona

Fuente: https://computerhoy.com/noticias/internet/olla-puedeampli icar-senal-wifi-7359

b. *Cuanto más megapíxeles tenga una cámara, mejor calidad tendrá la imagen.* **BULO**

La calidad de imagen se define por otros parámetros, como la luz, el color y la compresión que se haga de las fotos. NO sólo por los megapíxeles.

Fuente: https://computerhoy.com/noticias/imagen-sonido/importanumero-megapixeles-calidad-foto-7257

c. *Thomas Alba Edison tenía miedo a la oscuridad.* **VERDAD**

Thomas Alva Edison el creador de la bombilla y de más de 1000 inventos le temía a la oscuridad. Inventó una bombilla que podría estar prendida 48 horas seguidas sin que se apagase. Tal vez fue ese el motivo que hizo que consiguiera ese descubrimiento.

Fuente:
https://www.20minutos.es/noticia/4390913/0/listacuriosi
dades-vida/

28. ¿Verdad o Bulo? Identifica cuál de estas frases es falsa

a. *A raíz de la expansión de la pandemia, surgió una banda de atracadores que se llamaba "Manos limpias" que ofrecía oler el aroma del gel y aprovechaban para robarles.* **BULO**

Es uno de los bulos más llamativos. Aprovechando el momento de cierto pánico y preocupación que provocó la llegada de la pandemia en España, diferentes redes sociales difundieron una falsa noticia en la que se alertaba de que una supuesta banda de atracadores, la cuál operaba en todo el país bajo la identidad de una supuesta ONG médica denominada 'Manos Limpias',

Fuente:
https://www.eleconomista.es/status/noticias/10924175/1
2/20/Lo s-5-principales-bulos-sobre-el-gel-hidroalcoholico-
que-hay-quedesmentir-para-pasar-un-Navidad-segura.html

b. *Anteriormente contrataba a personas para despertar a los trabajadores de las fábricas.* *VERDAD*

Se les llamaba "*knocker up*", y su empleo no era otro que despertar de madrugada a los trabajadores para que llegasen a tiempo a las fábricas, canteras y minas de carbón Fuente: durante la época de la Revolución Industrial en Inglaterra e Irlanda.
http://www.cienciainfinita.com/2020/09/101-datoscuriosos-sobre-el-mundo-que-te-fascinaran/

c. *Al nacer tenemos 300 huesos, pero de adulto solo tenemos 206.* *VERDAD*

El cuerpo de un bebé contiene aproximadamente 300 huesos. Con el tiempo, acaban uniéndose para formar el esqueleto de 206 huesos de una persona adulta. Los recién nacidos nacen con algunos huesos separados para facilitar su salida por el canal del parto.
Fuente: https://es.quora.com/Si-un-reci%C3%A9n-nacido-tiene300-huesos-pero-un-humano-adulto-tiene-206-a-d%C3%B3ndefueron-los-94-huesos

29. Los delfines duermen con un ojo abierto. ¿Verdad o Bulo?

VERDAD

En mitad del mar, una pequeña pérdida de su conciencia, como la dormir, podría ser mortal para estos mamíferos. Para poder dormir permaneciendo al mismo tiempo despierto, el delfín "apaga" uno de sus hemisferios cerebrales, mientras que la otra mitad del cerebro, que permanece despierta, ejerce el

control sobre las funciones vitales, especialmente la respiración.

http://www.naturahoy.com/naturaleza/los-delfinesduermen-con-un-ojo-abierto/

30. ¿Verdad o Bulo? Identifica cuál de estas frases es falsa

a. *En la Prehistoria, los hombres salían a cazar y las mujeres se dedicaban a la recolección y crianza de los hijos.* **BULO**

Gran parte del machismo actual procede de un error de base: que los hombres salían a cazar mientras las mujeres se quedaban cuidando a los niños y recolectando. El experto José Antonio Lasheras no cree que la división de trabajos fuera tan tajante. Y da ejemplos: "La caza desde canoa entre los inuit era práctica de los hombres, pero la captura de salmones en los ríos era tarea común de hombres y mujeres; la caza de antílopes y jirafas en terreno abierto entre los aborígenes de África central es propia de los hombres, pero cazar con redes y la batida de la selva es cosa de todos". Para la investigadora Marián Cueto, la idea también destila machismo porque "se consideran actividades secundarias la gestación, la crianza de los hijos y la recolección".

Fuente: https://www.quo.es/ser-humano/q39556/mitos-falsosprehistoria/

b. *El banco del Vaticano posee con riqueza para acabar con la pobreza mundial.* **VERDAD**

En la revista italiana "*Oggi*" el tesoro en oro del Vaticano, fue colocado detrás del de los EEUU, como el segundo más grande del mundo con: 3.500.000.000 Euros.

Fuente: https://noticiasdebolsa.es/banco-vaticano-poseeriqueza-para-acabar-con-la-pobreza-mundial/

c. *Puedes morir por beber mucha agua.* **VERDAD**

Verdadero, pero es rarísimo. Un exceso de agua produce hiponatremia, falta de sodio en la sangre y hace que las células se hinchen por la diferencia de presión osmótica. Pero hay que beber cantidades enormes de agua, hay casos registrados por encima de nueve litros de una sentada.

Fuente:
https://www.operaciontransfomer.com/2016/08/03/mitos-yrealidades-del-agua/?v=3b0903ff8db1

¿Verdad o Bulo? Identifica cuál de estas frases es falsa

a. *La orina oscura es un signo de deshidratación.*
VERDAD

Hacer pis es la mejor forma de controlar nuestra hidratación. El color ideal es un amarillo muy pálido. Si tiene color plátano maduro, ¡bebe agua!
Fuente:
https://www.operaciontransformer.com/2016/08/03/mitos-yrealidades-del-agua/?v=3b0903ff8db1

b. *El café te deshidrata.* **BULO**

Este mito tiene su origen en que el café es diurético, lo cual nos pone en riesgo de deshidratación. Sin embargo, la pérdida de agua inducida por el café es compensada de sobra por el agua con la que está hecha el propio café. Un exceso de cafeína (equivalente a unos 10 cafés al día) puede aumentar el riesgo de deshidratación, pero no te preocupes si bebes dentro de los límites normales.
Fuente:
https://www.operaciontransformer.com/2016/08/03/mitos-yrealidades-del-agua/?v=3b0903ff8db1

c. *El agua mineral hidrata igual que la del grifo.*
VERDAD

La calidad del agua del grifo varía de ciudad a ciudad, pero los límites de minerales disueltos suelen son muy estrictos, y sobre todo afectan al sabor. Aunque el agua sepa mal, te está hidratando igual, y no estás contribuyendo a un enorme problema con los restos de botellas de plástico.

Fuente: https://www.operaciontransformer.com/2016/08/03/mitos-yrealidades-del-agua/?v=3b0903ff8db1

32. Para acabar con el hipo, lo mejor es un susto ¿Verdad o bulo?

BULO

Según las últimas investigaciones, el **hipo es un vestigio evolutivo** que conservamos de cuando debíamos aguantar bajo el agua y teníamos que ser capaces de cerrar la glotis o la entrada de los pulmones. **La mayoría de los remedios para este molesto gesto, incluido el del susto, no tienen una investigación científica que los avale.** Solo el de tragar una cucharadita de azúcar dispone de un estudio, publicado en *The New England Journal* en 1971, que asegura su eficacia, pero solamente en el 20% de los casos.

Fuente: https://www.quo.es/salud/g39026/verdades-y-mentirasconsejos-caseros-salud/

33. ¿Verdad o Bulo? Identifica cuál de estas frases es falsa

a. *El congelador mata las bacterias.* **BULO**

Es cierto que no pueden multiplicarse, pero las bacterias sobreviven a temperaturas de -18º. Es más, cuando sacas un alimento para descongelarlo, éstas vuelven a su trabajo habitual: contaminar tus alimentos. Para que te hagas una idea, «el número de bacterias se duplica cada 20 minutos a temperatura ambiente».
Fuente: https://www.quo.es/ser-humano/g45624/10-falsosmitos-sobre-la-higiene-en-el-hogar-que-hay-que-desterrar-peroya/

b. *El baño es la parte que más bacterias acumula de toda la casa.* **BULO**

El estropajo de fregar tiene 200.000 veces más bacterias que el inodoro. Por no hablar de la nevera, los paños de cocina o el teclado del ordenador, que tiene 400 veces más gérmenes que el retrete del baño.
Fuente: https://www.quo.es/ser-humano/g45624/10-falsosmitos-sobre-la-higiene-en-el-hogar-que-hay-que-desterrar-peroya/

c. *El detergente y el jabón son grandes nutrientes para las bacterias.* **VERDAD**

Lo que implica que, **si no te enjuagas bien o no aclaras bien** los platos o la ropa, puedes estar fomentando su crecimiento.

Fuente: https://www.quo.es/ser-humano/g45624/10-falsosmitos-sobre-la-higiene-en-el-hogar-que-hay-que-desterrar-peroya/

34. Debes hacer caca una vez al día ¿Verdad o Bulo?

BULO

La obsesión heredada de nuestros mayores por hacer caca a diario, no tiene un fundamento científico que la avale. "Se considera un ritmo intestinal normal hacer entre tres deposiciones diarias y tres semanales, aunque en los niños varía en función de su edad y el tipo de alimentación", dice el doctor Menchen Viso, gastroenterólogo del Hospital Gregorio Marañón de Madrid.

Fuente: https://www.quo.es/salud/g39026/verdades-y-mentirasconsejos-caseros-salud/

35. Las monedas y los billetes son un nido de bacterias ¿Verdad o bulo?

BULO

Múltiples pruebas han demostrado que el cobre de las monedas «incluso mata a las bacterias». En el caso de los billetes, «sólo una pequeña cantidad de bacterias son capaces de sobrevivir, ya que no ofrecen condiciones de vida adecuadas».

Fuente: https://www.quo.es/ser-humano/g45624/10-falsosmitos-sobre-la-higiene-en-el-hogar-que-hay-que-desterrar-peroya/

36. Los rayos pueden caer en dos lugares distintos al mismo tiempo ¿Verdad o bulo?

VERDAD

Hace tiempo, la Nasa publicó un estudio en el que analizó la caída de 386 rayos y descubrió que más de un tercio de ellos se ramificaron y alcanzaron varios lugares a la vez. Así los rayos no solo caen en el mismo sitio más de una vez, sino que a veces lo hacen en dos lugares distintos al mismo tiempo.

Fuente: https://www.quo.es/ciencia/a27411069/mentiras-mitosfalsos-ciencia/

37. Los murciélagos son ciegos y usan la ecolocalización en lugar de la vista ¿Verdad o bulo?

BULO

Pues no, en absoluto. De hecho, ven en blanco y negro y en la penumbra mejor que los humanos. La gran diferencia es que carecen de receptores de color, pero a las horas que salen de sus cuevas, eso no les importa mucho.

Fuente: https://www.quo.es/ciencia/a27411069/mentiras-mitosfalsos-ciencia/

38. Para desinfectar las heridas: alcohol y agua oxigenada ¿Verdad o Bulo?

BULO

Esta es una práctica totalmente en desuso; en su lugar, se recomienda usar agua y jabón, u otros productos menos agresivos con los tejidos, como povidona yodada (Betadine). Tanto el alcohol como el agua oxigenada son desinfectantes eficaces en superficies intactas, pero en heridas abiertas y mucosas producen retraso en la cicatrización y más bien agreden e irritan los tejidos. Lo que también desbanca otra creencia muy extendida que asegura que "si escuece, es que cura".

Fuente: https://www.quo.es/salud/g39026/verdades-y-mentirasconsejos-caseros-salud/

39. Los solteros tienen más vida sexual que los casados ¿Verdad o Bulo?

BULO

Según un estudio de la Universidad de Chicago, las parejas casadas tienen más relaciones sexuales que sus pares solteros. De hecho, según sus datos, tienen entre un 25 y un 30% más de vida sexual según la edad. En la media, el 43% de los hombres casados tienen relaciones sexuales dos o tres veces por semana frente a solo el 26% de solteros con esta frecuencia.

Fuente: https://www.quo.es/salud/g39026/verdades-y-mentirasconsejos-caseros-salud/

40. Los secadores de manos por aire son más higiénicos que el papel. ¿Verdad o Bulo?

BULO

La creencia de este mito fue lo que hizo que en los baños públicos se instalara este tipo de aparatos. Sin embargo, una investigación del biólogo molecular Keith Redway, de la Universidad de Westminster, ha demostrado lo contrario. Según sus pesquisas, **los secadores por aire aumentan la presencia de gérmenes en un 255%, debido a que el aire dentro de estas máquinas está muy lejos de ser estéril.** Para Redway, estos secadores son en realidad un foco de esparcimiento de gérmenes, con lo que el papel es más saludable, sin lugar a dudas. Además de eficaz: otro estudio asegura que, a **los 15 segundos de secarnos con papel, tenemos el 99% de las manos secas. Mientras que con los secadores por aire necesitamos 45 segundos** para conseguir el mismo resultado y la mayoría de nosotros solo aguantamos 17 segundos.

Fuente: https://www.quo.es/salud/g39026/verdades-y-mentirasconsejos-caseros-salud/

41. El cerebro es gris ¿Verdad o Bulo?

BULO

Suelen presentarnos el cerebro completamente gris, pero también tiene otros colores. Tiene materia de color blanco, con fibras nerviosas que la conectan a la materia gris; también sangre que, lógicamente le dan un color rojizo, y la llamada "substantia nigra" o sustancia negra que contiene neuromelanina, que otorga pigmentos a la piel o el cabello. Así pues, el cerebro presenta un abanico más nutrido de colores de lo que nos pensamos.

Fuente:
https://www.ambientum.com/ambientum/curiosidades/mitossobre-el-cerebro-humano-asp.asp

Hasta Pronto

Gracias

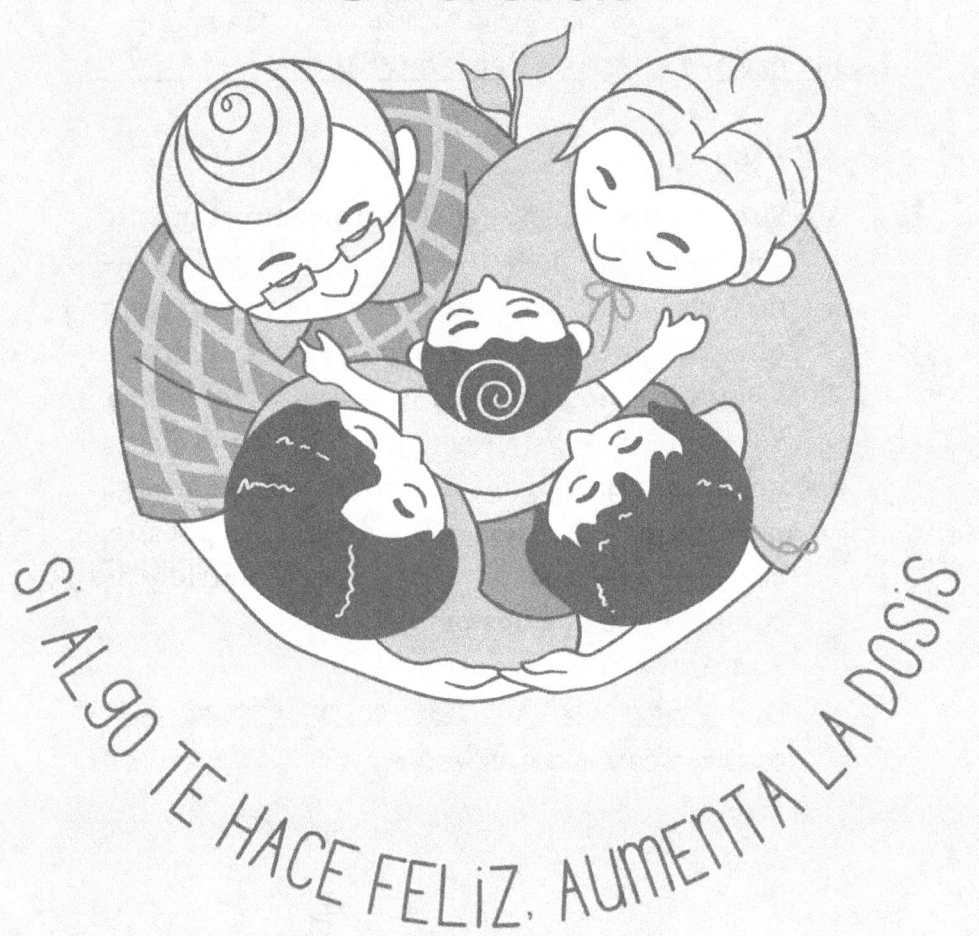

SI ALGO TE HACE FELIZ, AUMENTA LA DOSIS

SuRegalo

Espero que haya disfrutado de este libro.

Le estaría muy agradecida si pone una reseña.

¡Su opinión es importante!

DESCARGAR su BONO EXTRA con este QR

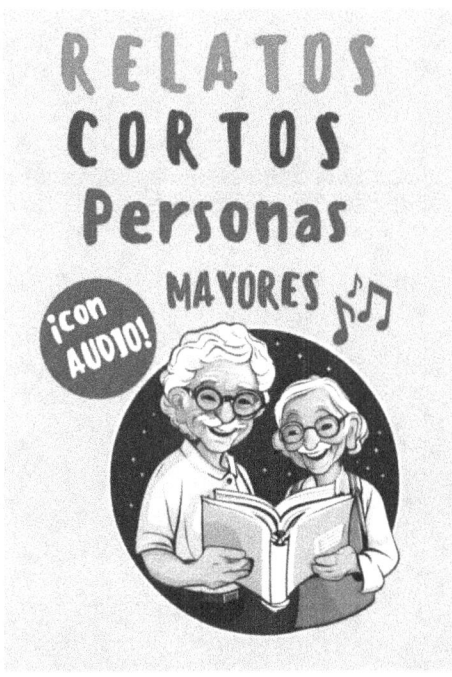